TOKYO UNIVERSITY OF SCIENCE

東京理科大学
坊っちゃん
科学シリーズ

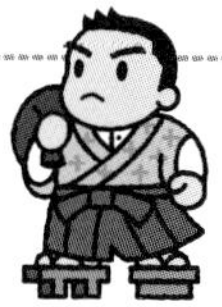

3

命を守る材料
～人工血管から再生医療の最先端へ～

東京理科大学出版センター 編

菊池明彦・曽我公平・牧野公子・
柴 建次・大塚英典　共著

東京理科大学

東京書籍

はじめに

命を守る材料って何だろう。この本を手にした人が最初に疑問に思うことだと思います。ちょっと調子が悪かったり、頭痛がしたり、風邪をひいたりしたときには私たちは薬を服用します。また、病気になったり、あるいはけがをしたりしたら病院に行って治療します。そんなときに見るのは、注射器だったり、場合によっては点滴だったり、ガーゼだったり。こんなものが医療で使われている比較的わかりやすい材料です。

もし、今これを読んでいるあなたが、メガネを掛けていたり、コンタクトレンズを使っていたら？　メガネやコンタクトレンズも医療で使われている材料でできています。ものがはっきりみえないのを矯正してくれますよね。その結果、命を守ることにつながる材料と考えることができます。

では、もっと大きなけがや病気だったら？　血管の中でも動脈には大変大きな圧力が掛かっています。もし血管がなんらかの原因で弱くなってしまったら、この圧力には耐えられなくなって破れてしまうこともあります。そんなとき、適切に治療できれば、破れてしまった血管を人工血管で置き換えることもできるようになってきています。このとき使われる人工血管は私たちが着ているＹシャツやPETボトルと同じ素材だったり、フライパンや鍋の焦げ付きをしないようにするテフロンだったりでできている、といったらちょっとびっくりしませんか。でも、実際にこんな身近に使われている材料が医療にも使われているのです。

命を守る材料とは、医療の現場で使われていたり、病気やけがを治すために使われていたりするものです。この本では、命を守る材料には、どのようなものが使われ、どのような特徴があるかをわかりやすくお話していきます。多くの命を守る材料が、これまでは海外から輸入されていましたが、最近では日本で開発されたものも使われるようになってきています。

さらに、これから医療の場で使われるようになるであろうさまざまな新しい材料についても紹介していきます。皆さんの命を守る材料を生み出すために、多くの医師・研究者が連携して懸命な努力を続けているようすを少しでもお伝えすることができればと思います。

命を守る材料の世界にようこそ。

2013年3月

著者を代表して　基礎工学部材料工学科　教授　菊池明彦

命を守る材料
～人工血管から再生医療の最先端へ～

もくじ

第　1　章

血液に触れて使われる材料

［執筆者］
菊池明彦（第１節、第２節、第４節～第６節）
柴　建次（第３節）

プロローグ

血液に触れて使われる材料は、**表1-1**に表したように複数あります。これらの材料について、それぞれどのような材料が実際の医療の現場で使われているのか、またどのような問題があるのかをみていきましょう。さらに、これらの問題を解決する新しい材料についても、研究の成果や実用化の段階にあるものがあります。これらを調べてみましょう。

■表1-1　血液と接触して用いられる材料

生体	人工材料	用　途
血管	人工血管 カテーテル ステント	血管の代替(大・中口径動脈) 経血管診断・治療 血管拡張
心臓	人工弁 補助人工心臓	血液逆流防止 心臓機能代替・補完
腎臓	人工腎臓	腎臓のろ過機能代替
肝臓	人工肝臓	急性肝障害のときにのみ利用 肝毒性物質の除去
肺	人工肺	血液のガス交換

第　1　節

人工血管

血管の構造と損傷

血管は、心臓から送り出された血液を全身くまなく運ぶための血液の通路です。肺で受け取った酸素を体のすみずみの細胞にまで送り届け（動脈）、また細胞から排出された二酸化炭素を心臓や肺に送り（静脈）再び酸素を受け取る全身の血液の流れに関わるのが血管です。

血管は**図1-1**に示すように、末梢の毛細血管以外は、動脈も静脈も３層構造をもっています。一番内側の内膜には、血管内皮細胞があり、血液適合性を保っています。血液適合性とは、血液が固まって血管が詰まったり、逆に血液細胞が破壊されて細胞の内容物が溶

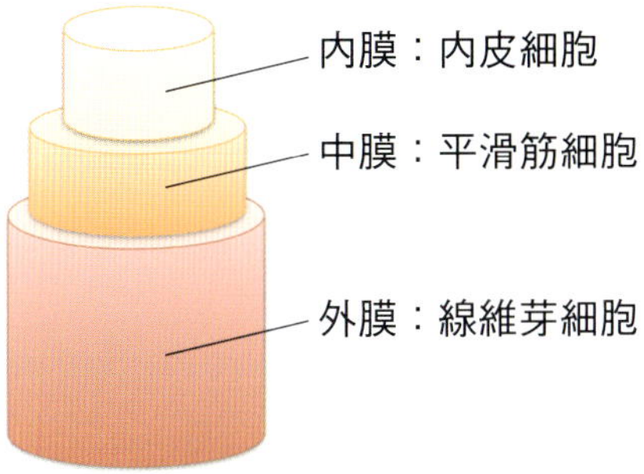

■図1-1　血管の構造

け出したりしないように保つ性質のことです。真ん中の層の中膜には、平滑筋細胞が存在し、血圧に耐えられる強度を保っています。静脈に比べ動脈では、この組織がもっとも厚く、血圧に耐える強度を発揮する部位です。一番外側の層の外膜には、血管を補強し、周囲の組織との結合に関わる線維性組織が存在します。

病気やけがで血管に損傷を受けた場合、その損傷範囲が大きいと、損傷した血管を置き換えるための材料として人工血管が使われます。たとえば、心臓から血液を送る太い血管は2.5cmほどの直径がありますが、高血圧や食生活などの影響で血管がふくらみ部分的にこぶ状になる（大動脈瘤といいます）と、いつ血管が破裂するかわかりません。血管が破裂すると、血液が大量に血管から出てしまうため、命に関わる問題です。このような病気のときに、人工血管が使われます。

人工血管の歴史

～凝固反応をいかに防ぐか～

1800年代後半には、象牙やガラス、シリコーンゴムなどさまざまな素材で血管がつくられてきました。これらの血管の中では、血液はすぐに固まってしまい、血管としての役割を果たすことができませんでした。わたしたちがけがをしたときに、しばらくすると傷からの出血が止まってかさぶたになるのは、血液にもともと備わっている凝固反応によりますが、これらの人工血管内でも同じように血液凝固が起こってしまうためでした。

その後も人工血管の研究は続けられ、1952年にVoorheesがビニヨンNという素材で人工血管をつくり、動物の血管と置き換える

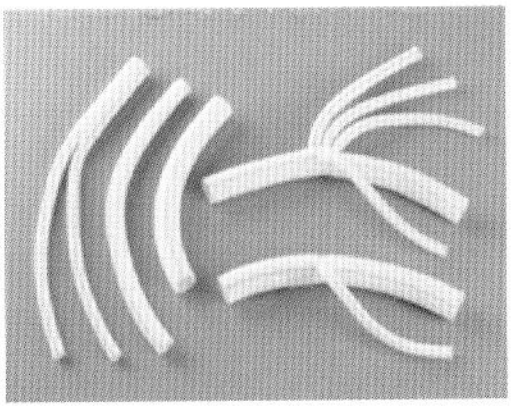

■図1-2　人工血管の例
©日本ライフライン株式会社

ことに成功したのが最初の成功例といわれています。

現在では、人工血管には**図1-2**に示すようなまっすぐな管や枝分かれした管があり、埋め込む部位に応じて使い分けられるようにまでなってきました。では、今病院で使われている人工血管には、どのような材料が使われているのでしょう。

人工血管で命を守る
～ワイシャツやフライパンと同じ素材から～

図1-3に、人工血管に使われている材料の化学構造を示しました。**図1-3a**は、ポリ（エチレンテレフタレート）という高分子です。ワイシャツなどの衣類の素材表示にポリエステルと書かれていますが、このポリエステルというのが**図1-3a**で示した高分子です。英語の名前の頭文字をとってPET（ペット）ともいわれています。そう、お茶や水、炭酸飲料などが入った容器のことをPETボトルといいます

a)

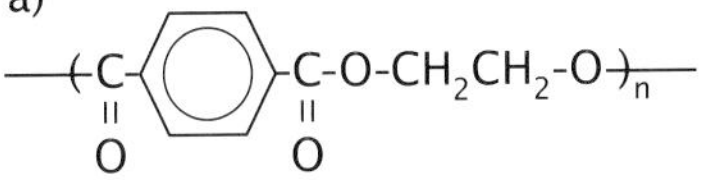

b)

$$-\!\!\left(CF_2\text{-}CF_2\right)_n\!\!-$$

■図1-3　人工血管に用いられる材料
a）ポリ（エチレンテレフタレート）（PET）
b）ポリ（テトラフルオロエチレン）（PTFE）（テフロン）

ね。人工血管はPETボトルを細い繊維にして筒状に編んで作られているものがあります。Dacron®という商品名で呼ばれています。

ポリ(エチレンテレフタレート)が人工血管の素材に使われるようになったのは、アメリカのDeBakeyという外科医のユニークな発想のおかげです。ユニークといっても、DeBakey医師は自分の患者さんの命を守るために必死だったのですが。

DeBakey医師は、患者さんの血管が弱くなり、いつ大出血を起こすかわからない状況で、なんとか命を守るために血管の代わりになる材料を探していました。ある日、自分が着ていたワイシャツを引っ張ってみると思いのほか強度が高いことがわかりました。そこで、奥さんのミシンでワイシャツの生地を筒状に縫い、患者さんの血管の代わりに使ったのです。

これはVoorheesがビニロンNという素材で人工血管をつくったのとほぼ同じ時期の1950～1953年であるといわれています。その後人工血管として使うために、縫い目をなくし、筒状に織り上げた材料が作られるようになりました。

図1-3bはポリ（テトラフルオロエチレン）という高分子です。PTFEと略したり、商品名のTeflon®といったほうがわかりやすいかもしれません。日常生活の中では、フライパンや鍋の焦げ付きを抑える材料に使われています。このように、ポリ（テトラフルオロエチレン)は水も油もはじき(このような性質を撥水・撥油性といいます)、物質がこびりつきにくい性質を持つ材料であるため、人工血管にすれば血液が固まりにくいと考えられています。このポリ（テトラフルオロエチレン）を一軸方向に引っ張って（延伸といいます）細かな切れ目を入れた材料を人工血管として使っています。

人工血管の使われ方

～血管の太さと材料の性質～

　では、それぞれの人工血管は、どのような血管の代替に使われるのでしょう。ポリ（エチレンテレフタレート）製の人工血管は、柔軟性や強度が相対的に高いため、内径10mm以上の大口径血管の置換や、内径６～８mmの中口径血管の置換に使われます。またポリ（テトラフルオロエチレン）製人工血管は、柔軟性に乏しい一方、比較的細い血管でもその表面の性質によって血液が固まりにくいと考えられ、内径６～８mmの中口径人工血管に使われています。

　これらの人工血管は、血液適合性あるいは抗血栓性（血液の固まりを血栓といい、これができにくい性質を抗血栓性といいます）があるのでしょうか。残念ながら、現在医療で使われているこれら２種類の人工血管は、異物として認識され、血液が固まりやすくなっています。たとえば**図1-4**のような血液の固まり、血栓が人工血管の表面で形成されます。

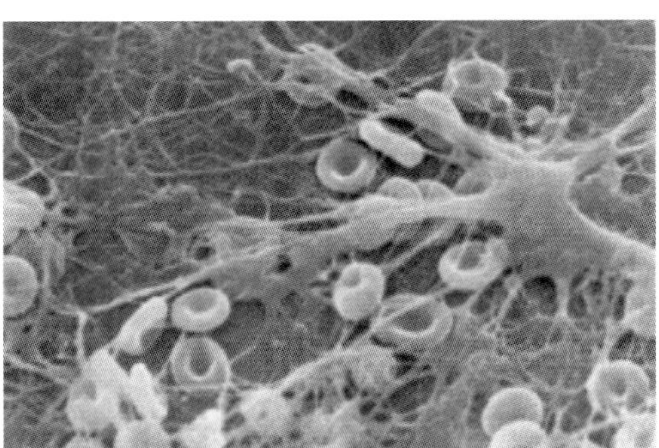

■図1-4
留置針内部にできた血液の固まり（血栓）の例
（菊池撮影）

そこで、人工血管を移植した患者さんには、血液が固まりにくくなるような薬の投与が欠かせません。それでも、人工血管の内側の表面では、血液が固まり血栓ができてしまいます。しかし、人工血管をつないだ先の問題のない（つまり本物の）血管から、血管の一番内側を覆う細胞（血管内皮細胞）が人工血管表面の血栓を溶かす物質を出したり、血管内皮細胞自身が増殖したりして、長期に安定な人工血管表面を構築します（**図1-5**）。これを偽内膜形成といいます。このようにして血液適合性を獲得し、長期間体の中に移植されています。

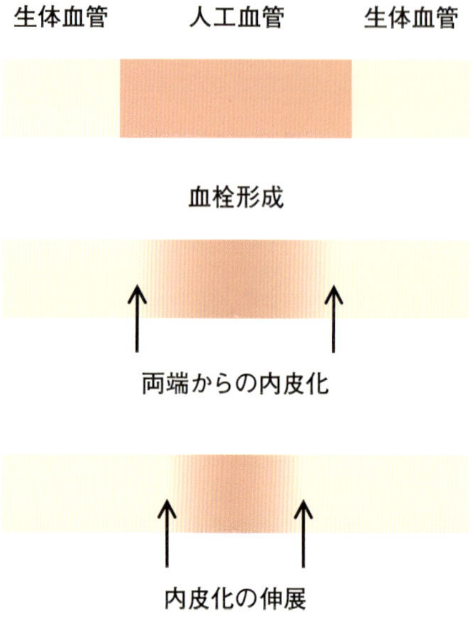

■図1-5
生体血管から人工血管への内皮組織の伸展と人工血管の内皮化過程の模式図

もっと細い人工血管の実現に向けて
～血液適合性がカギに～

これまでに、比較的太い血管を置換する人工血管を見てきました。では、細い血管を置換する人工血管はあるのでしょうか。その問いの答えは、「いいえ」、となります。現在使われている材料で内径４mm以下の人工血管をつくり、そこに血液を流すと、血液がすぐに固まって血液が流れなくなります。そこで、たとえば、医療現場では足の静脈を一部取り出し、患部に移植する生体血管の移植が行われています。医療現場では、内径４mm程度以下の細い人工血管が必要であるとの声が上がっており、多くの研究者がこの問題を解決するための工夫をしています。

その一つが、血管内皮細胞をあらかじめ培養した人工血管を調製する方法です。一例を第５章に示しました。血管内皮細胞はさきにも述べたとおり、血管の内側を覆う細胞なので、血液適合性が高い材料になります。しかし、血管内皮細胞が内面を覆った人工血管の作製には数週間という時間が必要なこと、また、細胞を使うためさまざまな設備や費用、労力などが必要となり、コストが掛かってしまう問題があります。これらの問題をいかに解決し、実用化するかが課題になっています。

第 2 節

人工心臓（その1）

心臓の働き

～一日に約10万回拍動するポンプ～

血管が血液を全身に送り届けるためのパイプなら、その血液を全身に送るためのポンプが心臓になります。心臓は、私達の胸の少し左よりにあるこぶし大の臓器です。正常な心臓が収縮したときの血圧（収縮期血圧といいます）は130mmHg未満、心臓が拡張したときの血圧（拡張期血圧といいます）は85mmHg未満といわれています。

130mmHgとは、水銀柱を130mm押し上げる力を指します。水銀の比重は20℃で13.55なので、これを130mm押し上げる血圧はかなり大きな値をもっていることがわかります。安静時に心臓から1回の拍動で流れる血液は70mℓ/回、1分間に70回拍動していると考えると70mℓ×70回/分=4.9ℓ/分となり、5ℓくらいの血液が1分間に心臓から拍出されます。

体重60kgのヒトの血液は体重の1/13存在するといわれていますので、4.6ℓ程度です。つまり、血液はだいたい1分間で全身を1周回っていると考えられます。1日あたりの拍動は、70回/分×60分/時間×24時間/日＝約10万回となります。

ペースメーカー

～心筋への電気刺激で拍動のリズムを整える～

さて、心臓が拍動するのは、洞房結節と呼ばれる心臓の部位にあるペースメーカー細胞が電気パルス信号を出し、心臓を構成する心筋細胞が信号に応じて収縮・弛緩変化するためです。このペースメーカー細胞の働きが十分ではなくなると心臓の拍動はリズミカルではなくなり、さまざまな問題が生じます。そこで使われるのがペースメーカーと呼ばれる医療機器です(**図1-6**)。

ペースメーカーは心筋細胞に電気刺激を与え一定のリズムで心臓の拍動を起こさせる装置です。通常は左の鎖骨下にこの装置が移植されて用いられます。

ペースメーカーは日本ではすべて輸入にたよっているのが現状です。精密機械工業分野に強い日本であれば容易に製造できるはずにもかかわらず、です。この現状は変えなくてはなりませんね。

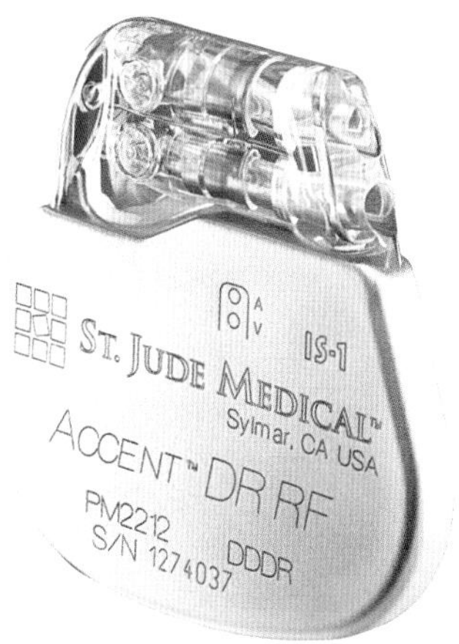

■図1-6　ペースメーカー　©セント・ジュード・メディカル株式会社

大学で学部生に講義をしているとペースメーカーを人工心臓と考える人がかなりいます。しかし、両者はまったく役割の異なる装置です。では、人工心臓とはどんなものでしょうか。つぎにそのしくみを見ていきましょう。

人工心臓

～移植医療を補完する治療法として～

たとえば、心臓の細胞に栄養を送る血管（冠状動脈）が詰まって血液が流れなくなり、その血管の先の心筋細胞に栄養が行き渡らなくなると心筋細胞が壊死（細胞が死んでしまうこと）をはじめいろいろな問題が起こり、心臓が全身に血液を十分送り出すことができなくなります。このままの状態では、生命の危険があります。

このようなとき、心臓移植が根本的な治療になります。日本では「臓器の移植に関する法律」（1997年10月施行・2010年７月改正法施行）によって心臓移植ができるようになりましたが、1997年10月から2012年７月末現在で累計移植希望登録者数595名のうち国内では133名のみが移植をうけることができ、42名が海外に渡航し海外での移植を行い、181名が残念ながら移植が間に合わず亡くなられています。

2012年７月末現在で222名の方が移植を希望されている現状です（http://www.jotnw.or.jp/datafile/index.html　検索日2012年９月１日）。上記法律が施行されてから、これまでに136名の方が心移植を受けています。しかし、移植を希望されている患者さんすべてに移植を行うことができないのが実情です（http://www.

jotnw.or.jp/datafile/offer_brain.html　検索日2012年９月１日)。このような重症心不全の患者さんに、心移植までのつなぎとして使われるのが人工心臓です。

これまでに検討されている人工心臓は、①患者さんの不全心を取り出し、完全置換型人工心臓を移植する方法と、②患者さんの心臓はそのまま、きちんと動かない心の機能を補完する補助人工心臓とがあります。

①完全置換型人工心臓

人工心臓の研究は1957年にKolff博士と阿久津博士が最初に研究を始め、その２年後には東京大学医学部の渥美博士のグループで研究をスタートしています。世界で最初の完全置換型人工心臓は、1980年にJarvik博士が開発したJarvik-7型がはじめて患者への移植に使われました。Jarvik-7型完全置換型人工心臓（**図1-7**）など、当時研究されていた人工心臓は、心臓と同じように拍動して動くも

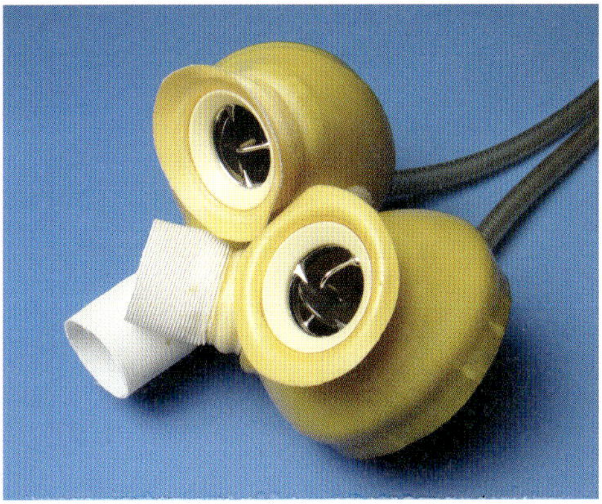

■図1-7　世界ではじめて開発されたJarvik-7型完全置換型人工心臓
©Jarvik Heart, Inc.

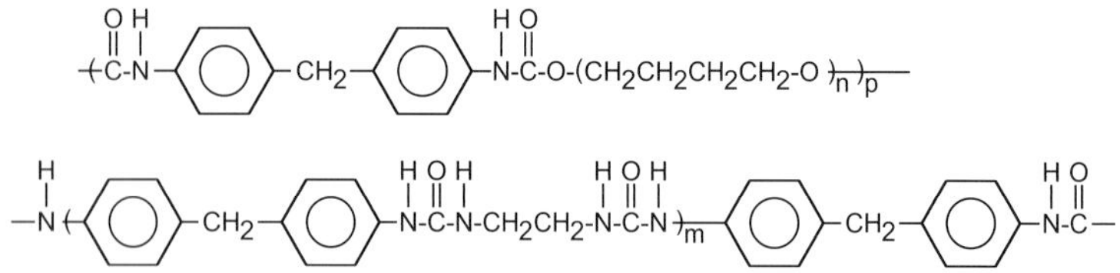

■図1-8　Jarvik-7型完全置換型人工心臓に用いられたBiomer®の構造

のでした。

拍動をさせるためには、心臓部に血液をため、またはき出す性質をもたせるために、ゴムのような特性を持つ材料が使われました。たとえば、靴下などのゴムに使われているポリウレタンなどが使われました。**図1-8**にその構造を示します。空気を吸ったり入れたりすることで、これらの材料からつくられた膜をふくらませたり縮ませたりしながら、血液を全身に送る方法がとられました。このとき、血液の逆流を防ぐために弁が使われました。

血液と触れる材料の表面では、血液の流れのよどみ（滞留）が起こらないように設計する必要がありましたが、わずかな滞留があると、血液適合性が比較的高いポリウレタンなどの表面でも血液が固まり、血栓ができてしまいます。

この血栓が血流にのって細い血管（微小血管といいます）にいき、そこで血液の流れを止めてしまうと、その先の組織に血液が届かなくなるという問題が生じます。たとえば、脳などの血管を血栓がふさいでしまうと、脳の機能が失われ、命を落とすことになってしまいます。

さて、完全置換型人工心臓を移植しなければ、その患者さんは寝たきりで明日を迎えることも難しい状況だったのですが、完全置換型人工心臓を移植したことで、患者さんはその後トレッドミル（アスレチックジムなどにあるランニングマシンなどです）で歩行などの運動を始められるほど体調が回復しました。その後何人かの方に移植されましたが、完全置換型人工心臓の移植を受けた人の中では、移植後最長で622日間命をつなぐことができました。

この結果は、患者さんとその家族にとっては十分な時間だったと考えられる場合もありますが、完全置換型人工心臓の性能として要求されていた、10年間の連続稼働というものには十分ではありませんでした。そのため、完全置換型人工心臓の臨床応用は時期尚早であるとの結論にいたり、いま現在でも、完全置換型人工心臓を使って心不全の患者さんの治療を行えない状態が続いています。代わりに患者さんの心臓は残したまま、補助人工心臓を用いる治療が行われています。

② 補助人工心臓

では、どのような場合に人工心臓が用いられているのでしょうか。

現在は、病気で機能が低下した心臓の補助や、心臓移植までのつなぎ（橋渡しということでbridge useといいます）のために、人工心臓が用いられています。このような人工心臓を補助人工心臓といいます。

補助人工心臓は、国内外で研究されていますが、1993年に日本で認可を受けた２つの拍動型補助人工心臓があります。ひとつは東大で開発したサック型補助人工心臓、もう一つは国立循環器病センターで開発したダイアフラム型補助人工心臓です。

それぞれの補助人工心臓を**図1-9**に示しました。サック型は、硬

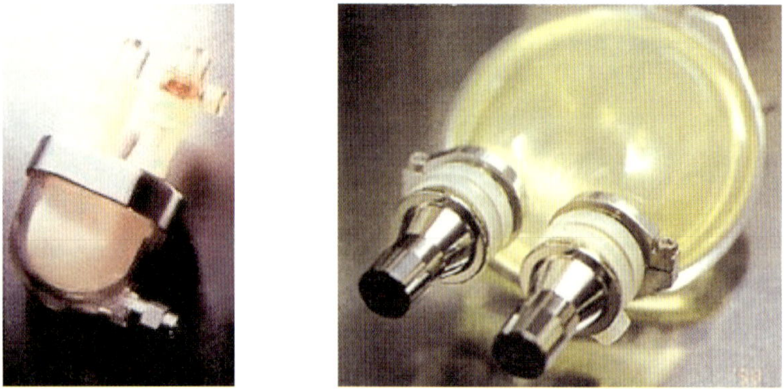

■図1-9　日本国内で開発された補助人工心臓
(右)ダイアフラム型補助人工心臓　1993年製「国循型」東洋紡製
(左)サック型補助人工心臓　1993年製「東大型」日本ゼオン
(※現在は発売していない)[1)]

いケースの内側にゴム風船がつり下げられていて、風船とケースの間の空気を抜けばケースに密着するほど風船がふくらみ、逆に空気を入れれば風船がしぼむ原理を使っています。ダイアフラムとは、横隔膜のことを表します。私たちが呼吸するとき、息を吸うと横隔膜は下がり、息を吐くとき横隔膜はあがります。これと同じように、ポリウレタンからなる膜を空気の出し入れによって上下させ、血液を拍動流で流す装置です。

人工心臓の問題点

いずれの場合も、人工心臓の駆動制御装置、患者さんの状態を把握するためのモニタリングシステムがかなり大きくなり、患者さんはあまり自由に動き回ることはできません。とくに、補助人工心臓は体外に設置され、血液が人工心臓内で固まったら新しい人工心臓を付け替える方法がとられています。このような状況では、患者さんの生活の質（QOL；Quality of Life）の向上は難しくなります。さらに、体内と体外とが血液を取り出すケーブル・チューブ類でつながっています。皮膚は、体内と体外を分ける重要なバリアですが、体内外を貫くケーブル・チューブ類が存在すると、皮膚のバリア機能が低下し、感染などの可能性が高くなります。

このような問題に対しては、非接触給電という方法が検討されています。非接触給電については、第３節「人工心臓（その２）」で柴建次先生にお書きいただきます。

また、患者さんのQOLを高めるために、新しい補助人工心臓が考えられ、一部は実際に患者さんに適用されるようになってきました。この点は、第６節「わが国初の補助人工心臓」で議論したいと思います。

1）　公益財団法人　循環器病研究振興財団「知っておきたい　循環器病あれこれ」42　ここまできた人工心臓

第　３　節

人工心臓（その2）

さまざまな補助人工心臓
～電力供給のワイヤレス化を目指して～

心臓病の中には、拡張性心筋症など心臓移植でなければ助からない病気があります。しかしながら、心臓移植だけではドナー（心臓提供者）が不足しており、どうしても、人工心臓が必要となっています。

ここでは、人工心臓の歴史と最新の人工心臓、さらには、これから登場すると言われているワイヤレス電力供給システムも組み込んだ人工心臓システムについてお話します。

人工心臓の移り変わり

人工心臓と聞くと、“ドッキン、ドッキン”、と0.2～1秒おきに血液を押し出す拍動ポンプのような装置を想像する人が多いでしょう。はじめに作られた人工心臓は、そのような鼓動があるものであり、『いかにヒトの心臓を真似るか』ということが課題となっていました。

しかし、今、すでに実用化されている人工心臓（補助人工心臓）は、実は、プロペラが一定方向に連続して回っているだけで拍動がないポンプが主流になっています。また、心臓も取り除かずに、並列に人工心臓を１個つけるのが一般的になっています。どうしてこのようになったのでしょうか？

人工心臓には、前節「人工心臓（その１）」で紹介されたとおり、大きく２つのタイプがあります。①完全置換型人工心臓（Total Artificial Heart）と、②補助人工心臓（Ventricular Assist Device）です。**図1-10**にイラストを示します。

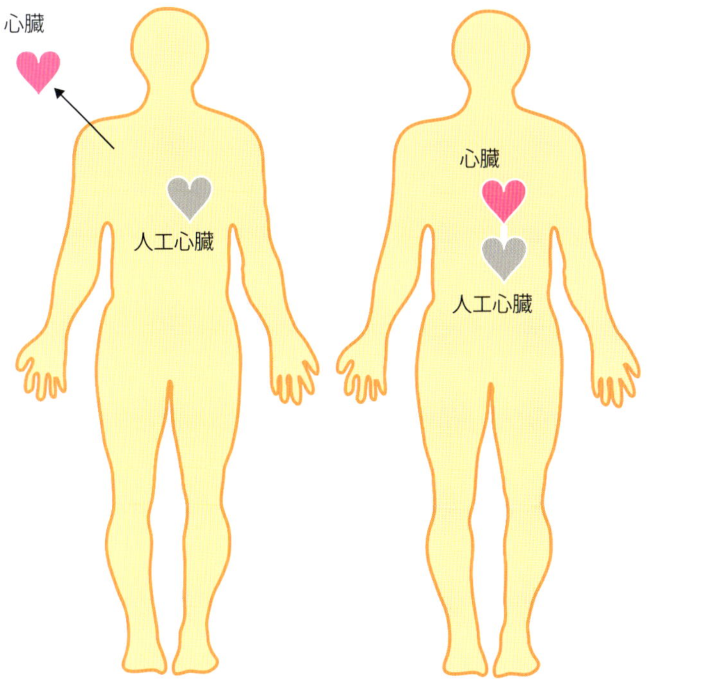

図1-10　①完全置換型人工心臓（左）と②補助人工心臓（右） ©K.Shiba

完全にすべての機能を置き換える難しさ

完全置換型人工心臓（**図1-10①**）は、心臓を取り去って、完全にすべての機能を置き換えてしまう人工心臓です。一生これに置き換えるわけですから、できる限りもとの心臓に近いものを作るという発想から、拍動を作るタイプのものが多く研究されてきています。

たとえば、日本でも国立循環器病研究センター研究所のエレクトロハイドローリック方式完全置換型人工心臓[1)]は、高成績を残しており、動物実験において70日間の生存記録をもっています。

他にも、今までに世界中で多くの研究者らによって完全置換型人工心臓の開発が行われてきましたが、システムが大きくなってしまうことや、拍動があることから人工弁が必要になり、血栓（血の塊）ができやすいことや、制御が難しいことなど、解決が難しい問題もあり、今はあまり開発が行われていません[2)]。

患者さんの心臓と並べて使う補助人工心臓

一方、補助人工心臓（**図1-10②**）は、自然心臓と並列に装着する人工心臓です。使われ始めた当時、人工心臓は、『あくまでも、最終治療は心臓移植か、①の完全置換型人工心臓であるけれども、それが実現するまでは、長い時間がかかるので、その橋渡しとして利用されるもの』でありました。

ちなみに、心臓移植までの待機年数は、平均２年８ヶ月、長い場合は５年以上と言われています[3)]。また、完全置換型人工心臓はいつできるか、10年後か30年後か全く予想できないのが現状です。

補助人工心臓も、はじめは拍動を作るものが一般的でした。古くからあり今でも使われているのが、空気駆動式の体外設置式補助人工心臓です（**図1-11**）[4]。これは、血液ポンプと心臓をつなぐチューブ、血液ポンプ、コンプレッサからなります。

空気駆動方式とは、補助人工心臓のなかにある血液ポンプ室の一部に空気を送りこみ、この圧力で血液ポンプの中の膜（ダイヤフラム）やプレートを動かして、空気室の反対側にある血液を押し出す方式です。もちろん、空気を送る装置（コンプレッサ）が必要になりますが、これは残念ながら小さくしてポンプ室と一体化することができないため、体外におかれます。

また、ポンプ室も、ダイヤフラムの様子やポンプ室内に血栓ができていないか目で見て確認できるようにしておくため、体外におかれます。

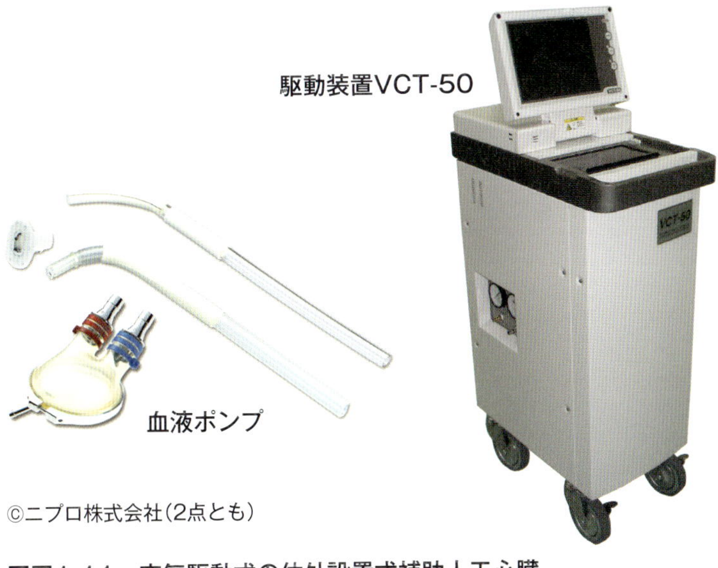

■図1-11　空気駆動式の体外設置式補助人工心臓
（駆動装置がコンプレッサに相当する）

体内埋め込み式の新しい補助人工心臓

ところが、ここ数年で補助人工心臓は激変しました。**図1-12**が最新の補助人工心臓の簡易構造図です。血液ポンプが体内に埋め込まれます。また、必要なサイズにまで小型化されています。コンプレッサはなく、DCブラシレスモータが動力に用いられ、プロペラが回転し、遠心力で血液を送り出す方式が主流になっています。

モータの回転は一定方向の連続回転で、拍動はありません（心臓も動いている場合は、拍動がその上に重畳されるようになります）。一定回転のため、定常流型埋込式（または植え込み式）補助人工心臓といわれています。

図1-13に各国で開発された最新の補助人工心臓を示します。これらの研究は、アメリカ、ヨーロッパ、日本、その他の世界中の技術者が参加しており、電気工学、制御工学、機械工学、材料工学な

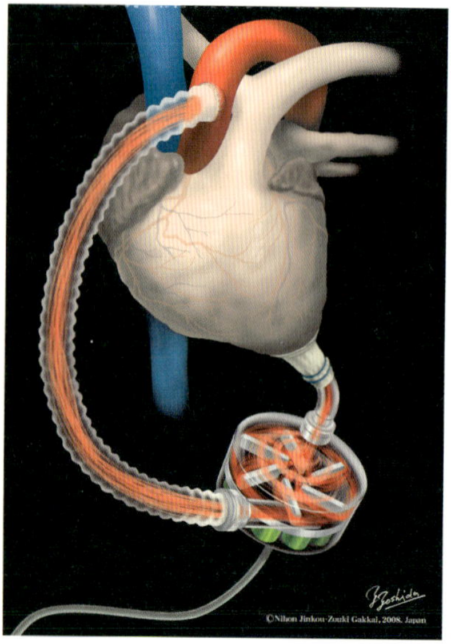

■**図1-12　補助人工心臓の構造図**
『人工臓器イラストレイテッド』（日本人工臓器学会編集、はる書房より）
©Nihon Jinkou-Zouki Gakkai. 2008. Japan

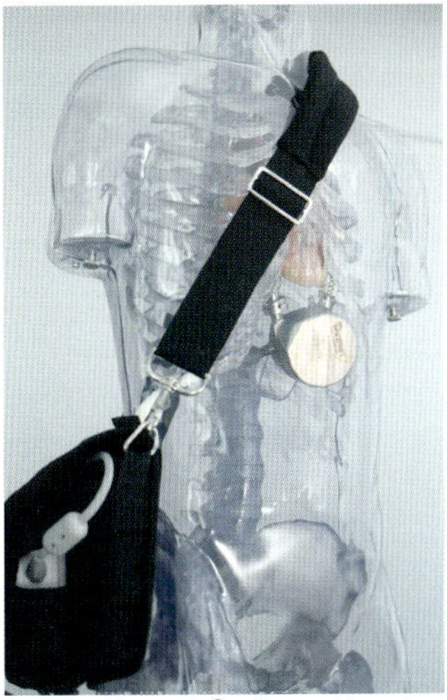

デュラハート®，Dura Heart
テルモ株式会社

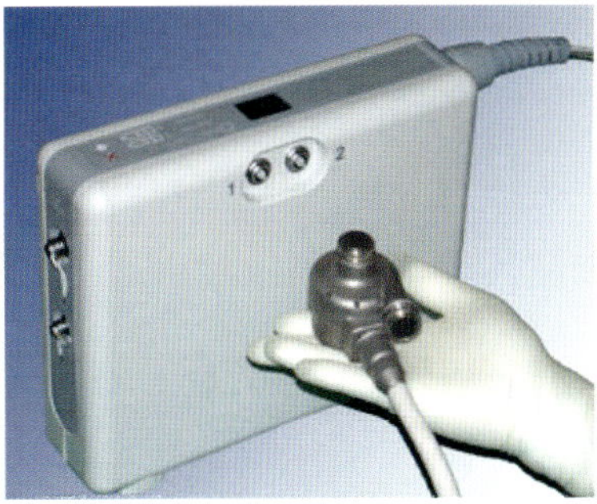

エバハート®，EVAHEART,
サンメディカル技術研究所

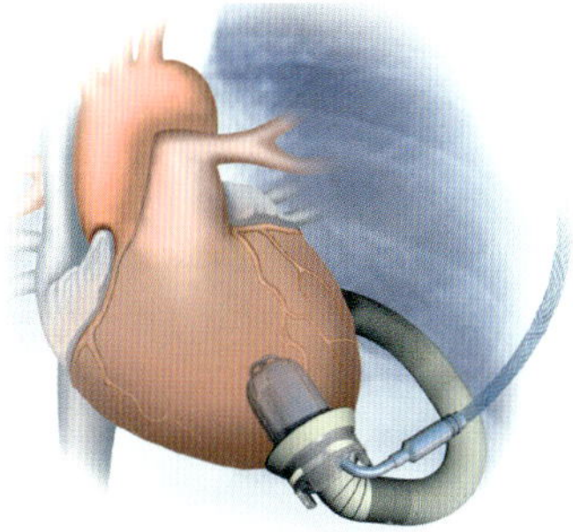

Jarvik 2000®, Jarvik Heart, Inc.

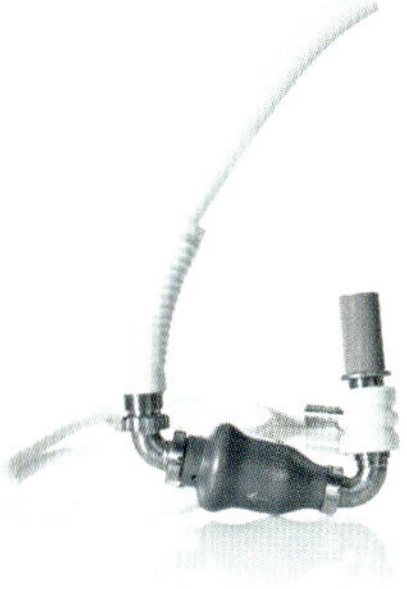

HeartMate Ⅱ®, Thoratec Corporation

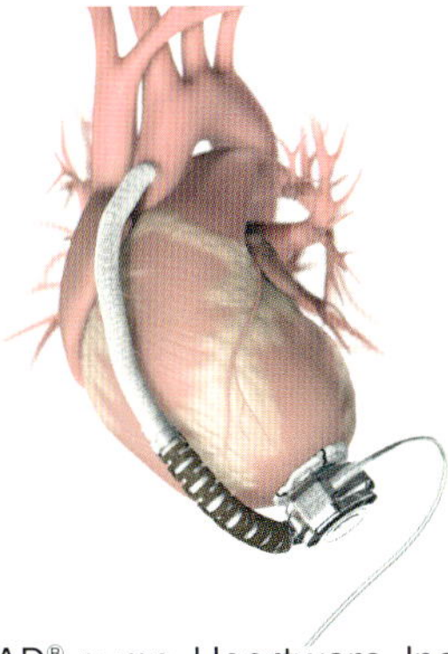

HVAD® pump, Heartware, Inc.

■図1-13　世界の定常流型の埋込型補助人工心臓

どを専門とする大学院を修了しているプロの民間研究者や大学教員（工学博士：Ph.D. or Dr. Eng.の人がほとんど）と、循環器分野の医師（M.D.）や医学博士（Ph.D.）を取得されている方が中心です。

すでに、成人用補助人工心臓は、**図1-13**に挙げたような定常流型の埋込型補助人工心臓[5-9]が人体で使えるようになっています。使われ方も、前述したような心臓移植までの橋渡しの目的（つまり５年程度の使用を目的としたもの）から、補助人工心臓の永久使用（心臓移植をせずに、寿命が来るまで使い続ける）の目的に変わってきています。

さらに、近年は、まだ登場していない小児用の埋込型補助人工心臓の開発に注目が集まっています。体外設置式の空気駆動方式ではありますが、ドイツのベルリンハートでは、世界で唯一、小児用の体外設置型補助人工心臓（Excor®）[10]を発売しています。

これからの補助人工心臓
～体外装置から患者さんを自由に～

ところで、これらの補助人工心臓は、いずれも電気エネルギーを用いてモータを動かしているのですが、体外においたバッテリボックスやコンセントから、皮膚を貫通して体内に入っているケーブルを通して電力供給を行っています。

また、空気駆動方式の場合、空気チューブが体外の装置とつながれているので、患者さんの生活の質（QOL；Quality of Life）が下がってしまいます。さらに、空気チューブは太く、２本あるので、感染症にもかかりやすくなっており、自宅に帰ることは困難です。

将来的に、電気駆動方式の場合、体内に電池などの電気エネルギー源を埋め込むことができれば、体外装置と体内装置をつなぐケーブルも不要となり、患者さんは自由に動くことができるようになります。

ただし、補助人工心臓を動かせるような大容量の体内埋込可能な電池は、容量の問題と安全上の問題があり、まだ存在していません。

補助人工心臓用の体内バッテリの開発

近年、世界中の医用工学者の研究成果により、補助人工心臓はエネルギー源をのぞき体内に収めることができるようになりました。残りは電気エネルギー源、つまりバッテリです。

ところで、人工心臓の消費電力はどの程度でしょうか？　現状は、DCブラシレスモータ、ドライバ回路の消費電力で、10～15Wが必要となっています。バッテリによる駆動時間は、体積に比例するため、大容量にするためには、体積エネルギー密度が高いバッテリが必要になります。

しかしながら、例えば、12時間15W連続駆動させるためのバッテリ体積を計算してみると、Li-ion二次電池の場合でも、12×７×６cm程度の電池の塊が必要になってしまいます。

また、体内電源として用いるためには、長時間駆動が可能で、発熱が小さく、かつ安全性が高いことが必要です。交通事故などで、釘などが皮膚を貫通してバッテリまで刺さった場合でも、発火したり爆発したりしないバッテリが必要になります。

これらの解決は極めて難しい問題です。そのため、体内に埋め込むバッテリの開発は、日本では全く行われていないのが現状です。

補助人工心臓への非接触給電
～体外からワイヤレスで電力を送る～

体内で15W程度のエネルギーを連続的に得るための今日最も有力な方法と考えられているのが、無線電力伝送です。1960年代から研究が行われており、皮膚を経ているエネルギー伝送であることから、経皮エネルギー伝送（Transcutaneous energy transmission ; TET）[11～15]と言われています（専門分野の循環器医師や工学者らは、これを『テット』と呼んでいます）。

体外と体内においた１組のコイル（経皮トランス）を用いて、電磁誘導によって非侵襲で体内にエネルギー供給するものであり、電線が皮膚を貫かないことから感染症の危険がほとんどなく、患者さんの高いQuality of Life（QOL；生活の質）が期待できる点で優れています。

経皮エネルギー伝送システムのブロック図を**図1-14**に示します[13]。体外に置かれた直流安定化電源または体外２次電池からの直流は、インバータ回路（スイッチング回路ともいう。**図1-15**参照）という高速でON・OFFを繰り返す回路により、数百k～数MHzの交流に変換されます。

次に、体外と体内に１個ずつ置いた２つのコイル（これを経皮トランスと呼んでいる）を介して、電磁誘導によって、電力が体内に伝送されます。体内に伝送された交流電力は、体内に埋込まれた整流平滑回路（ダイオードからなる整流回路と平滑回路からなる、**図**

1-15参照)により再び直流電力に変換されて、体内の人工心臓に供給されます。

体内で再び直流に戻す理由は、DCブラシレスモータやそのドライバ回路が直流で動くためです(体内にバッテリを入れる場合も、充電は直流でないとできないため、やはり直流に変換しておく必要があります)。

経皮トランスについては、代表的なものに、2個の偏平空心型コイル(偏平空心型トランス)を用いたものがあります(**図1-16**)。直

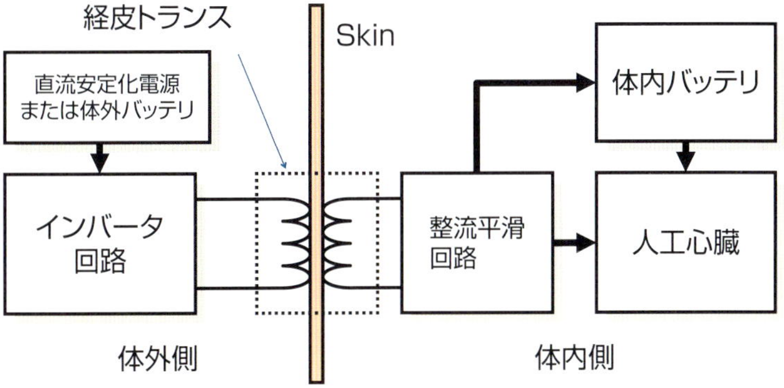

■図1-14　経皮エネルギー伝送システムのブロック図　©K.Shiba

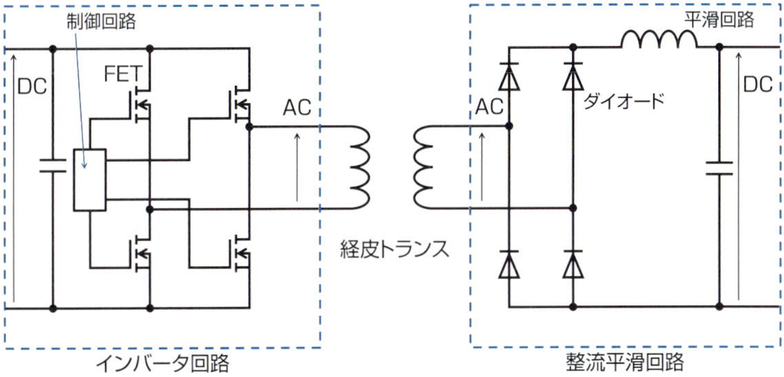

■図1-15　インバータ回路(左)と整流平滑回路(右)　©K.Shiba

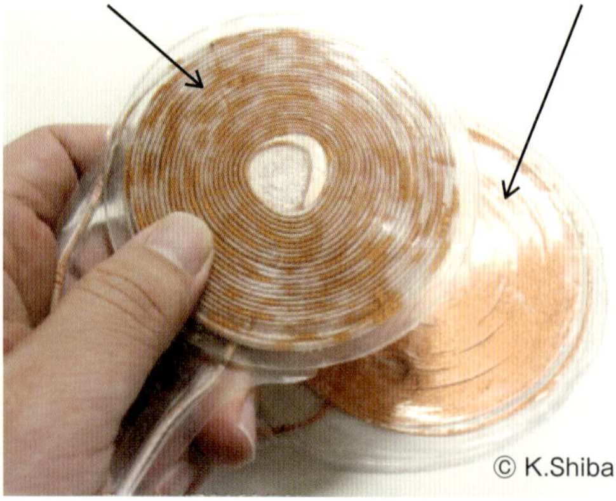

■図1-16　偏平空心型トランスの写真

径４～７cm程度の渦巻き状の体内用コイル（二次コイル）と、それより一回り大きい直径６～10cm程度の渦巻き状の体外用コイル（一次コイル）からなります。

体内用コイルは、皮膚から５～10mm程度体内に入ったところに埋込まれ、体外用コイルは体内用コイルの埋込んである位置に皮膚の上から重ねて装着されます。

無線電力供給の人体への影響

無線電力供給を行う際には、周辺に大きな電磁界が発生します。携帯電話から発生する電磁界が人体に影響を与えるのと同じように、人体に悪影響はないのでしょうか？　そのため、電磁界による人体の影響を調べておくことは大事なことです。

ここでは、コンピュータで計算する方法について説明します。実は、電磁界が人体に及ぼす影響についての研究は、残念ながら、海外の方が進んでいます。多くの研究者が動物を使って実験したり、人体のデータを集めたり（疫学研究、たとえば、高圧電線下に住んでいる小児の白血病の患者のカウントなど）して、安全な値がわかってきています。

ここでは、それらの膨大なデータを元に作られた基準値を使って、安全性を調べています。基準値としてよく使われるものに、IEEE（米国電気電子学会）やICNIRP（国際非電離放射線防護委員会）[16)]のガイドラインがあります。

表1-2に、ICNIRPのガイドラインを示します。SAR（Specific Absorption Rate）とは、単位質量あたりに吸収される電力で、熱作用（低温火傷など）を示す指標です。電流密度は、刺激作用（神経や筋の興奮）の指標を示しています。

なお、ここで示している値は、一般暴露条件と職業的暴露条件のうち、値が大きい方の職業的暴露条件を示しています。補助人工心臓を埋めた患者さんは、医師の管理下にあると思われるため、ある程度専門知識をもった人の管理下で使用されると筆者は考えています。

補助人工心臓への無線電力伝送で用いる周波数において、**表1-2**の値を満たすかどうか調べるために、以下にこれを計算した結果を示します。

■表1-2　ICNIRP（国際非電離放射線防護委員会）のガイドライン（100k-10MHz）

評価指標	SAR	電流密度
基本制限 （職業的暴露）	10［W/kg］ （任意の組織10gあたり）	f/100［mA/m²］ （f：周波数）

人体モデルを使った電磁界シミュレーション

一例として、コイルを鎖骨下に埋めた場合の人体モデルとSARの解析結果、電流密度の解析結果をそれぞれ**図1-17、18、19**に示します[17)]。人体モデルには、NICT（独立行政法人　情報通信研究機構）の数値人体モデル（TARO）[18)]を用いています。

図1-18、19から、コイルに近い皮膚のSARが大きいことがわかります。しかしながら、電流密度はコイルから離れた筋の方が大きいことがわかります。これは、筋などは水分が多く導電率が高いため、電磁界を吸収しやすいためと考えられます。

もちろん、臓器の位置も人によって異なると考えられるため、患者一人一人のモデルを作って計算することも大事と思われます。また、値はICNIRPのガイドラインよりも下回っていることがわかります。

現在の医工学技術においては、CTやMRIの断面画像データがあっても、個人の電気特性が入った３次元の高精度人体モデルがす

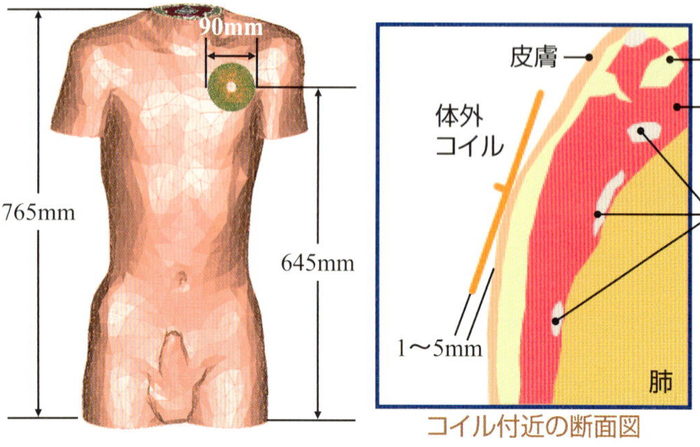

■図1-17　空心偏平型コイルを鎖骨下に埋めたモデル

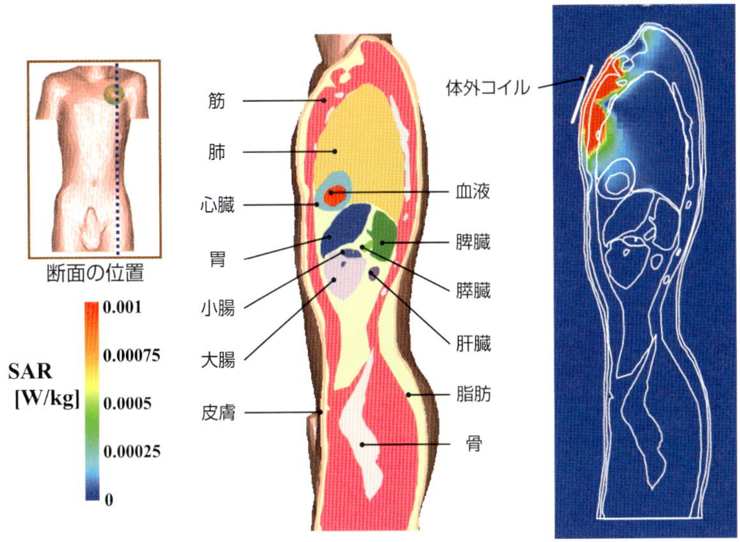

■図1-18　SARの解析結果

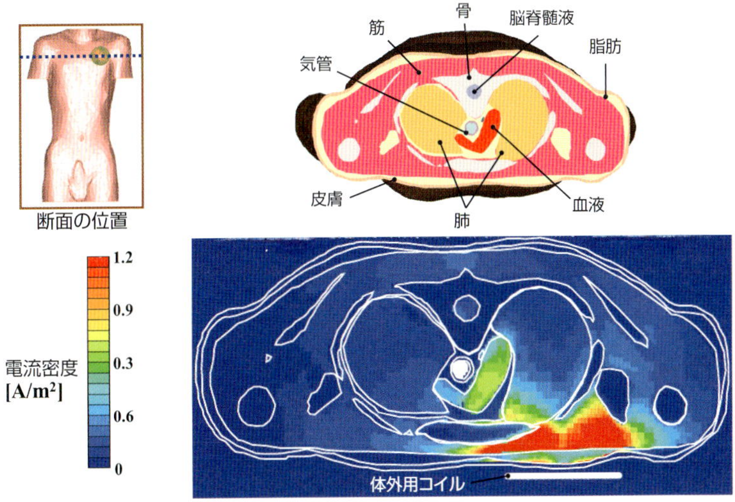

■図1-19　電流密度の解析結果

ぐに作れるというところまでは至っていません。

患者ごとの人体の電磁界シミュレーションを、治療前に事前にすぐに行うことができれば、電磁界を使ったこういった技術がもっと安全に実現できるようになり、飛躍的に医療が発展することでしょう。

これから、工学と医学はますます一体化していくと考えられます。新しいものを自分なりの発想で高い精度で作ることができる専門知識をもった工学技術者が、医学界でも強く求められることでしょう。

参考文献

1) 完全埋め込み型全人工心臓の開発：国立循環器病センターにおける開発現状、日本機械学会ニュースレター(IIP部門)、28号、2004.
2) 福長一義、人工臓器―最近の進歩　人工心臓(基礎)、人工臓器、40(3)、158-160、2011.
3) NEWS LETTER 社団法人 日本臓器移植ネットワーク、15、7、2011.
4) NIPRO、補助人工心臓、駆動装置 VCT-50および血液ポンプ. http://www.nipro.co.jp/ja/products/intervention_anesthesiology/ventricular_assist_device/index.php
5) テルモ(株)、http://www.terumo.co.jp/
6) サンメディカル技術研究所、http://www.evaheart.co.jp/
7) Thoratec Corporation, http://www.thoratec.com/
8) Jarvik Heart, Inc., http://www.jarvikheart.com/home.asp
9) Heartware, http://www.heartware.com.au/IRM/content/usa/home.html
10) Berlin Heart, http://www.berlinheart.de/index.php/home
11) 電磁駆動型人工心臓、電気学会電磁駆動型人工心臓システム調査専門委員会編、コロナ社、1994.
12) 越地、宇都宮、高谷、高野、中谷、木下、野田、福田、阿久津：完全埋込型人工心臓駆動用エネルギー伝達システムの効率の解析と実験的検討、人工臓器、16(1)、167-170、1987.
13) 柴、周、越地：完全埋込式人工心臓駆動用体外結合型経皮トランスの解析、電気学会論文誌D、第120巻第2号、169-175、2000.

14) 柴：バイオエンジニアリング(電気と人工臓器)、人工臓器, 40巻3号、207-210、2011.
15) K. Shiba, M. Nukaya, et al., Analysis of Current Density and Specific Absorption Rate in Biological Tissue Surrounding Transcutaneous Transformer for an Artificial Heart, IEEE Transactions on Biomedical Engineering, Vol.55, No.1, 205-213, 2008.
16) International Commission on Non-Ionizing Radiation Protection, Guidelines for limiting exposure to time-varying electric, magnetic, and electromagnetic fields (up to 300GHz), Health Phys., Vol. 5, No. 4, 494-522, 1998.
17) N.Higaki, K.Shiba: Analysis of Specific Absorption Rate and Current Density in Biological Tissues Surrounding Energy Transmission Transformer for an Artificial Heart: Using MRI-based Human Body Model, Artificial Organs, 34(1), 1, E1-E9, Jan 2010.
18) T. Nagaoka, S. Watanabe, et al., Develop men of realistic high-resolution whole-body voxel models of Japanese adult male and female of average height and weight, and application of models to radio- frequency electromagnetic-field dosimetry, Phys. in Med. and Biol., Vol. 49,1-15, 2004.

第　4　節

人工腎臓

腎臓の働き

腎臓は腹部の背中側(腰よりも上)の左右に２つある空豆型の臓器です。腎臓の主な役割は、血液をろ過し、血液中に存在する低分子量の老廃物(タンパク質が代謝・分解された窒素代謝産物など)や体内で不要な物質を排出し、体内の水分量を調節し余分な水分を尿にすることです。同時に、低分子でも体に必要な成分、たとえばナトリウムイオンやカリウムイオン、カルシウムイオン、リン酸イオンなどは再吸収するという役割を担っています。

たとえば、腎臓では１日あたり150ℓもの原尿がろ過されます。人工心臓のところで見てきたとおり、体重60kgのヒトには５ℓほどの血液があり、１分間で体を１周すると考えられます。この血液が腎臓を通過する際にろ過されると考えれば、150ℓというのは途方もない数字ではないですね。そのうち、99%は再吸収され、最終的に１日1.5ℓほどの尿が体外に排出されています。

腎不全

～腎臓の機能が失われると～

腎臓の機能が失われる（この状態を腎不全といいます）と、体内に存在するタンパク質が代謝・分解されてできた窒素代謝産物、たとえば尿素、クレアチニン、などの老廃物や、薬を飲んでいる場合は薬の代謝物などが体内に残ってしまうことになります。これらが、体の不調を起こす原因となります。

日本透析医学会の調査結果（http://docs.jsdt.or.jp/overview/index.html）では、2011年末時点で30.5万人の透析患者がいて（**図1-20**）、そのうち、新たに透析をすることになった患者さんが3.9万人、亡くなられた方が3.1万人いらっしゃいます。統計データのある1983年の透析患者数は5.3万人であり、毎年8,000～10,000人ずつ患者数が増えている現状があります。

先に述べたとおり、腎臓は２つ存在するので、腎臓が悪い患者さんの家族から健康な腎臓を１つ提供してもらいそれを移植する生体

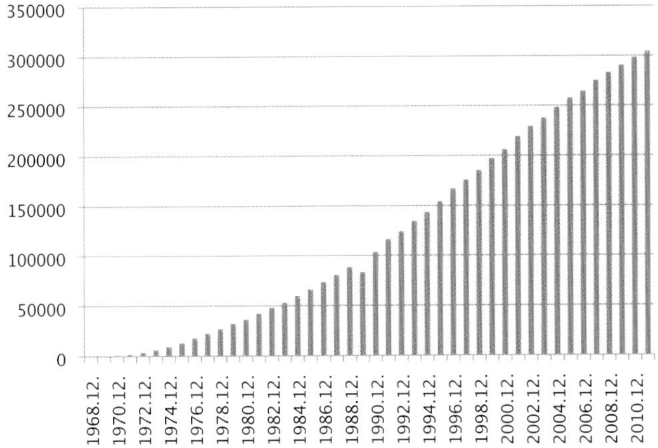

■**図1-20　慢性透析患者数**（日本透析医学会HPよりデータ借用・改変）[1)]

腎移植が日本では数多く行われている現状があります(http://www.asas.or.jp/jst/factbook/2008/fact06_03.html、http://www.medi-net.or.jp/tcnet/DATA/jpn.html参照日2012年９月３日)。

一方、腎臓移植希望者数は、12,309名(2012年７月末現在)、亡くなられた方の腎移植をうけた患者数が2,950名、親族からの腎移植を受けた方が2,144名であり、移植希望される患者さんへの腎移植の実績が低いのがわかります。したがって、腎不全の患者さんは、定期的に血液から老廃物や水分などを取り除く人工透析をうけることになります。

人工腎臓

～血液をきれいにする半透膜モジュール～

腎不全の患者さんが受けられる治療が、人工透析です。透析とは、膜を通して、２つの溶液が接するとき、低分子量の溶質が膜を介して濃度の高い側から低い側へ濃度勾配によって移動することを指します。このような膜は半透膜とも呼ばれ、セロハンはその一つです。人工透析はこの原理を利用して、血液中の低分子の老廃物と水分を除去しようとするものです。血液の人工透析に使う膜のモジュールを人工腎臓といいます。

人工腎臓の歴史

人工腎臓の歴史は100年ほどあり、1913年に、Abelという研究者が実験的に透析で血液を浄化できることを見いだしたのが初めてです。その後、1943年に人工心臓の開発者でもあるKolff博士が、回

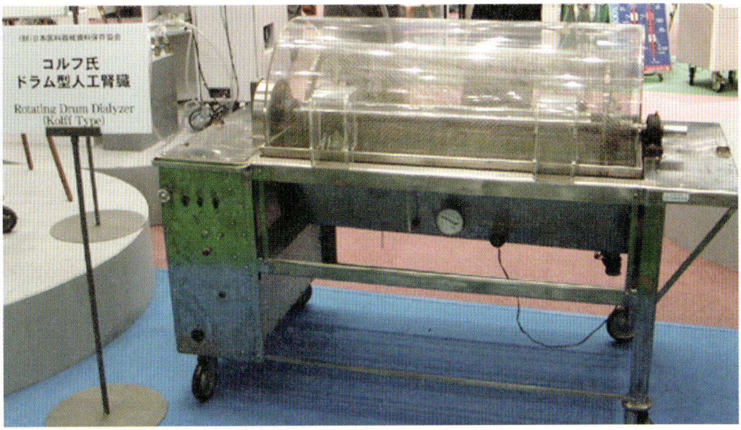

■**図1-21　回転ドラム式人工腎臓**（菊池撮影）

転ドラム式人工腎臓を開発しました（**図1-21**）。

この時代には、半透膜は平膜でしか入手できなかったため、大きな面積を確保するために、ドラム缶を横にしたような大きさがありました。筆者も実物をみたことがありますが、予想外の大きさに驚いたことを今でも覚えています。

この回転ドラム式人工腎臓は、1945年に実際にヒトに適用され、治療を行っています。Kolff博士はさらに1956年には、筒状透析膜からなる二重コイル型人工腎臓を開発しています。

ついで、1960年にKill（キール）型人工腎臓という平膜の透析膜を数層重ねた人工腎臓が開発されました。現在、医療現場で使われている中空糸型人工腎臓は1967年にその原型ができました。中空糸とは、ストローのように、内側が空洞になった細い糸です。

図1-22に現在医療現場で使われているものと同型の人工腎臓ユニットを示します。**図1-22 (a)** はセルロース三酢酸からなる中空糸を、**図1-22 (b)** はポリスルホンからなる中空糸を、それぞれ1

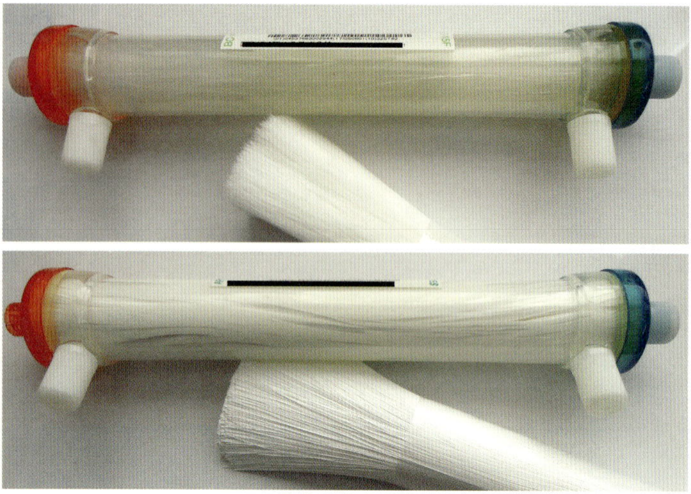

（a）
（b）

■図1-22　臨床で用いられている人工腎臓
（a）セルロース三酢酸からなる中空糸を充填した人工腎臓
（b）ポリスルホンからなる中空糸を充填した人工腎臓
（どちらも旭化成メディカル・西村隆雄氏より提供を受けたサンプルを菊池撮影）

ユニットあたり１万本束ねて作製したものです。

透析膜を中空糸にしたことで、小さなユニットで透析を行う膜の面積を大きく確保できる点に特徴があります。実際、最近の透析膜は、患者さんの透析を行うのに、２時間あれば目的を達せられるほどの性能を有しています。ただし、患者さんの血液成分の急激な変化は患者さんに負荷を掛けてしまうことになるため、１日４～５時間、週３回、病院で透析を受けるのが一般的です。

人工透析の実際

では、人工腎臓は、どのように使われるのでしょうか。**図1-23**にその概念図を示しました。患者さんの腕の血管からチューブを介

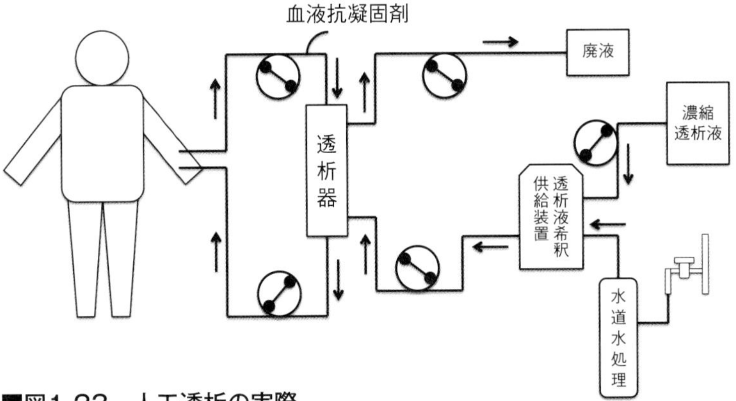

■図1-23　人工透析の実際

患者さんの血管から血液をとりだし、抗凝固剤を加えて人工腎臓ユニット（透析器）に流し、出てきた血液は患者さんの血管から体内に戻します。透析器の中空糸の外側に透析液を流して、血液中の老廃物を排除します。

して、人工腎臓（図では透析器と示している）の中空糸の内側に血液が誘導されます。中空糸の外側には透析液が充填されており、これが血流と対向流で流れることで、濃度勾配を大きくし、老廃物を容易に除去できるようにします。

すでに述べたように、透析膜はある分子量よりも低い分子量の成分は容易に透過してしまいます。ナトリウムイオンやカリウムイオン、カルシウムイオン、リン酸イオンやブドウ糖など体にとって必要な低分子量の成分が透析中に除去されてしまうと、体に重篤な障害を起こすなどの問題が起こります。そこで、透析液には、これらの成分が必要以上に除去されないようあらかじめ加えられています。こうすることで必要な成分が除去されないような工夫がされています。

では、透析膜と血液との相互作用について見てみます。セルロース三酢酸やポリスルホンなど、透析膜に使われている高分子には、血液適合性はありません。さらに、中空糸の内径は200μmのため、中空糸の内部で血液は容易に固まり、中空糸内に血液が流れなくなってしまいます。そこで、治療中は、血液が固まらない薬品を加えています。

この薬品は、血管内皮細胞が産生するヘパリンというスルホン酸基をもつ多糖です。ヘパリンをごく少量血液中に混合することで、血液は固まらなくなりますが、血液中にはヘパリンが残ってしまうために、透析が終わった後で患者さんがけがなどをした場合に出血がひどくなる問題があります。そこで、透析後にヘパリンを中和する化合物を使って血液が固まりにくくなる問題を解決しています。

また、人工腎臓は、その大きさ、使用方法から、1回の透析に対してのみ使われ、体に移植して使ったり、常に携帯して使い続けたりするというものでもありません。将来的には、透析能力を維持したまま、血液適合性が高い材料をコーティングした中空糸を使うことができれば、より使いやすい人工腎臓になると思います。

1) (社)日本透析医学会　統計調査委員会『図説　わが国の慢性透析療法の現状』2011年12月31日現在(日本透析医学会、2012年発行、東京)3頁図表2、2頁　図表1

第 5 節

わが国初の血液適合性コーティング材

これまで、世界中の研究者がいかに材料の血液適合性を獲得するかについて、さまざまな研究を行ってきました。血液に触れて使われる材料では、血液の凝固（血栓）や破壊（溶血）を起こさないような血液適合性という性質が求められるためです。

材料の化学組成やその構造を変えることで物理化学的性質を制御しようとする方法や、表面に生体適合性の高い水溶性高分子を導入する方法、血液凝固系因子の作用を阻害するタンパク質を固定化する方法、抗凝固剤としてのヘパリンを表面に導入する方法など、さまざまな手法が検討されてきています。

ミクロ不均質構造が血栓形成を防ぐ

たとえば、1970年代には表面のミクロな不均質構造が存在すると血液と接触しても血液が凝固しない、という報告がされてから、さまざまなミクロ不均質構造を持つ表面が検討されました。さきに述べたJarvik-7型完全置換型人工心臓も、ポリエーテル構造のソフトブロックとウレタン結合や尿素結合によるハードブロックとからなるソフト-ハード型ミクロ相分離構造を有するBiomer®(**図1-8**を参照)から調製されています。

東京女子医科大学の岡野光夫（てるお）教授は、1970年代から1980年代にかけて、コンタクトレンズの材料に使われているポリ（2－ヒドロキシエチルメタクリレート）と発泡スチロールとして梱包材や食品トレイなどに使われるポリスチレンとからなるブロック共重合体フィルム(**図1-24**)を調製しました。このフィルムは親水性—疎水性のミクロ相分離構造を示し、かつ高い血液適合性を示すことを明らかにしました。さらに、内径3mm未満の血管にコーティングすると、動物実験においてこの血管は血栓形成することなく1年以上開存することを明らかにしています。残念ながらこの高分子材料は製品化にはつながりませんでしたが、血液適合性の発現にミクロ不均質構造の重要性を示す好例です。

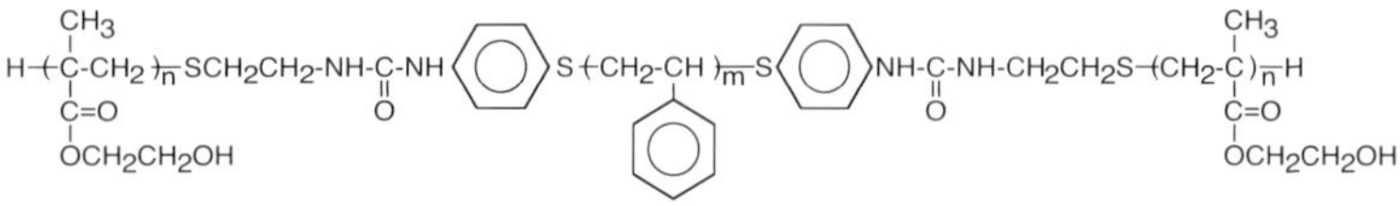

■図1-24　ポリ(2-ヒドロキシエチルメタクリレート)(PHEMA)—ポリスチレン(PSt)—PHEMAトリブロック共重合体の化学構造

水溶性高分子で表面を修飾する

材料表面に水溶性の高い高分子層を修飾するという方法に対しても、さまざまな水溶性の合成高分子を修飾する方法が検討され、一定の成果を得ています。水溶性高分子としては、ポリ（エチレングリコール）(PEG)やポリアクリルアミド(PAAm)、ポリ(*N*, *N*-ジメチルアクリルアミド）（PDMAAm）などが検討されています。

一方で、筑波大学の長崎幸夫教授らの研究から水溶性高分子であるPEGの表面密度が血液適合性に影響することが明らかになりつつあり、短時間の血液適合性と、長期間にわたる血液適合性をどのように獲得するのか、そのために高分子修飾表面をどのように設計するのか、という指針が見つかりつつあります。

血液凝固を抑制するタンパク質や多糖

血液凝固を抑制するタンパク質や多糖としては、一つは、トロンボモジュリンというタンパク質が検討されています。トロンビントロンボモジュリンは、血管内皮細胞表面上に存在するタンパク質で、フィブリノーゲンをフィブリンに変換するトロンビンという酵素と結合し、トロンビンの酵素活性を変換して抗凝固活性を発現させるばかりでなく、トロンボモジュリン-トロンビン複合体はプロテインCというタンパク質と結合し、血液の抗凝固活性を誘導します。この特性を材料表面に応用しようとするものです。非常に高い効果があることが研究で明らかになっていることから、将来的に実用化に向けた研究開発が行われるとよい材料の候補です。

では、つぎに血液凝固を抑制する多糖についてみてみましょう。**図1-25**にヘパリンと呼ばれるスルホン酸基を多くもつ多糖のアンチトロンビンⅢへの結合部位を示します。ヘパリンはごくわずかな量で血液が固まるのを抑制することが知られ、医療の現場ではよく使われています。

図1-23で示した抗凝固剤にはこのヘパリンが用いられます。こ

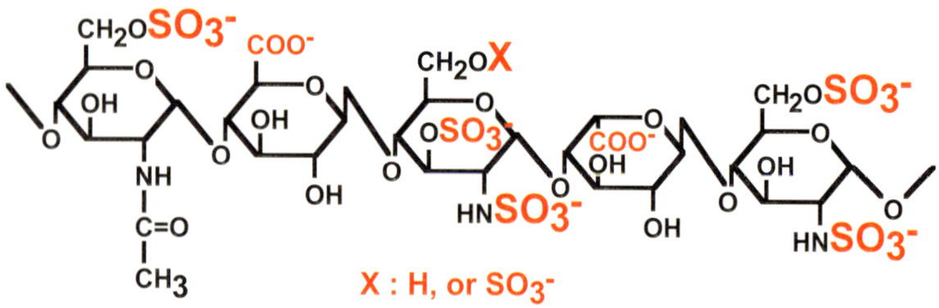

■図1-25　ヘパリンの活性部位の構造
スルホン酸イオンが多数存在することがわかる。

のヘパリンを材料表面に固定化できれば、材料は血液適合性になります。たとえば、東レ・メディカル株式会社から発売されているアンスロン®カテーテルはその一つです。

高い血液適合性をもつ合成高分子

では、合成高分子で、高い血液適合性をもつ材料についてみてみましょう。これらは最近になって、実用化され始めたものです。

一つ目は、東京大学の石原一彦教授が精力的に研究している生体膜類似構造をもつ高分子です。細胞を構成する細胞膜は、リン脂質と呼ばれる化合物が二重層化することで構成されています。リン脂質は、グリセリン骨格に２つの炭化水素鎖が結合して疎水性部分を構成し、１つのリン酸エステルが結合して親水性になっています。このリン酸エステルの一つがホスホリルコリン基といわれる双性イオン（zwitter ion）です。このホスホリルコリン基をもつモノマー（合成高分子の原料の種類を指します）―メタクリロイルオキシエチルホスホリルコリン（MPC）（**図1-26**）―に関する研究を東京医科歯科大学の中林宣男名誉教授が1960年代に行っており、石原教授はこの化合物を効率的に合成する技術を開発し、高分子化してさまざまな医療用材料への応用を研究しています。

MPC単独でポリマー化した場合、MPC自体の高い水溶性をもつため、材料へのコーティングはできません。そこで、たとえば、セルロース表面から重合を開始して、ポリMPC（PMPC）を化学固定したり、MPCと疎水性のブチルメタクリレート（BMA）とを共重合した高分子をコーティング剤に使いました。このコーティング剤を用いた表面では高い血液適合性が発現しました。

また、人工腎臓の透析膜に使われるセルロース表面にPMPCを固定すると、この表面では、中空糸の内径が0.2mmであるにも関わらず、セルロース内部は血液適合性が高く、まったく血液が固まることはありませんでした。

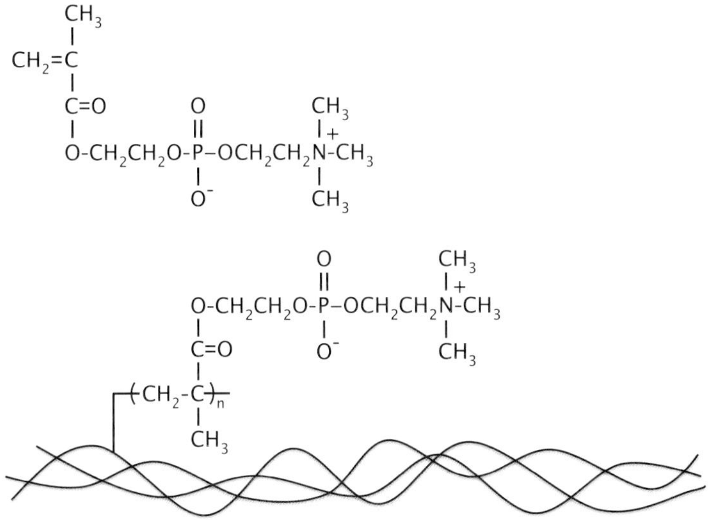

■図1-26　MPCモノマーの化学構造（上）と、セルロース表面にPMPCを固定した材料の模式図（下）

このような優れた特性を有効に利用したものが、次の項で紹介する日本発の補助人工心臓EVAHEART®です。さらに、第2章で述べる人工股関節のポリエチレンカップの表面にPMPCが化学固定されています。この特性変化については後ほど述べることにしましょう。PMPCは保湿性が高いことを利用して、保湿成分として種々化粧品にも使われているそうです。

PMPCは高い水溶性をもつことから生体との相互作用が穏やかになり、血液が固まる反応が起こらないと考えられていますが、もう一つ、山形大学の田中 賢（まさる）教授がテルモに在籍している頃に研究開発した、ポリ(2−メトキシエチルアクリレート)(PMEA)と呼ばれる高分子があります。**図1-27**にその構造を示しました。

この高分子は、PMPCのように親水性は高くないものの、非常に高い血液適合性を示すことが研究から明らかになりました。このように性質のまったく異なる材料が同じ血液適合性を示すという不思議な現象が起こるのが材料研究の面白いところです。なぜこのようになるのだろう、と考えることは、研究者の楽しみの一つですね。

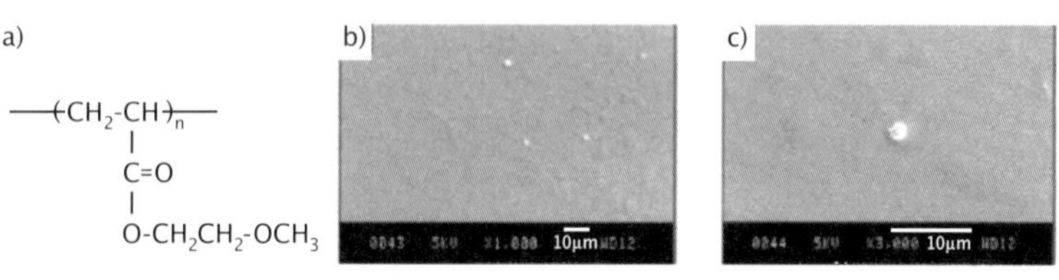

■図1-27　PMEAの化学構造(a)とその表面に接着した血小板の走査型電子顕微鏡(b、c)[1)]

(b)からこの表面に接着した血小板はごくわずかであり、(c)から接着した血小板の形態が丸い状態を維持していることがわかる

異なる性質の材料がどちらも血液適合性を示すのは？

では、なぜこのようなことが起こるのでしょう。少し難しい話になりますが、氷は普通０℃で融けて水になります。この水を自由水といいます。しかし、ある種の環境にある水は、水分子の運動が抑制されるため、温度を下げても凍らず、不凍水といわれます。さらに、不凍水と自由水の中間の性質をもつ、−60℃で凍る水があります。これを中間水といいます。

PMPCの場合は、この３種の水のうち、自由水が多いことがわかっています。一方で、PMEAは、材料として水分含有量は多くないのですが、その水分のうち中間水が多いことが血液適合性を発現することにつながっていることが報告されています。

このように、同じ血液適合性という性質を発現するにも、まったく材料の性質が異なることがわかりました。

PMEAは、テルモ株式会社のカテーテルのコーティング剤としてすでに厚生労働省の認可を受けて医療現場で使われているそうです。

1） b)、c)はBiomacromolecules 2002, 3, 36-41 Study of Blood Compatibility with Poly(2-methoxyethyl acrylate). Relationship between Water Structure and Platelet Compatibility in Poly(2-methoxyethylacrylate-co-2-hydroxyethylmethacrylate) Masaru Tanaka,Akira Mochizuki,Naoki Ishii, Tadahiro Motomura, and Tatsuko Hatakeyamaの図を改変しています。

第 6 節

わが国初の補助人工心臓

第2節「人工心臓（その1）」で紹介した補助人工心臓は、体内に埋め込んで使うことのできないものでした。さらに、駆動装置などがかなり大型で、患者さんは自由に動くこともむずかしい状態でした。そこで、近年の技術革新によって、補助人工心臓そのものを小型化して体内に埋め込むのと同時に、駆動装置やバッテリーなどが携帯できるほど小型化できるようになってきました。

海外での先行事例

この小型化にあたり、**図1-28**に示したような、軸流ポンプ（a、b）や遠心ポンプ（c）の研究開発が進んできました。遠心ポンプは、回転する羽根により吸い込んだ血液を送り出す方式、軸流ポンプは細い管の中で軸が回転し、一定方向に血液を流す方式です。

これらはいずれも、左心室から取り出した血液を連続流で大動脈に送る形式であり、従来の補助人工心臓と同じ使い方をします。一方で、連続流で血液を流すポンプは、空気駆動など複雑なシステムは必要ないため、小型化と体内に埋め込むことが実現できるように

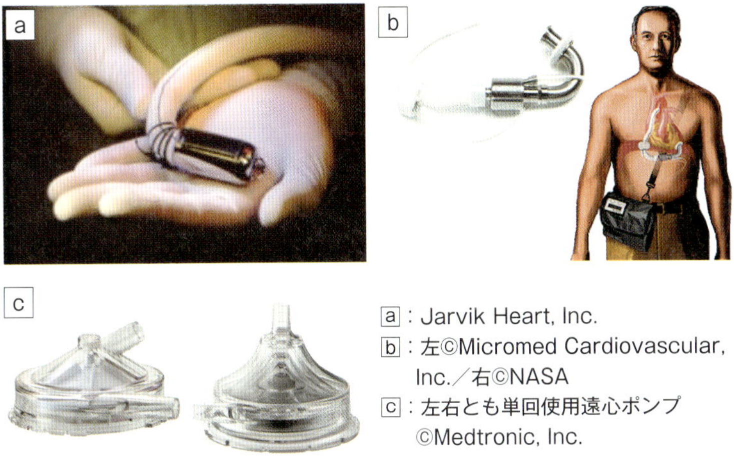
a
b
c
a : Jarvik Heart, Inc.
b : 左©Micromed Cardiovascular, Inc.／右©NASA
c : 左右とも単回使用遠心ポンプ ©Medtronic, Inc.

■図1-28　世界で開発されている非拍動流型補助人工心臓
a Jarvik 2000軸流型補助人工心臓　b HeartAssist 5®軸流型補助人工心臓
c 遠心ポンプの例。

なりました。

海外では、体内、しかも胸腔内（心臓や肺が存在する空間）に設置可能な軸流ポンプが開発され、臨床応用の段階に入っています。たとえば、Jarvik-7型完全置換型人工心臓を開発したJarvik博士が新たに開発したJarvik-2000型軸流ポンプ（http://www.jarvikheart.com/home.asp）（**図1-28a**）や、人工血管、人工心臓の開発に貢献したDeBakey博士とMicromed社（http://www.micromedtech.com/）が開発したHeartAssist 5®（**図1-28b**）があります。

HeartAssist 5®は長さ78mm、太さ31mmでわずか92gの装置です。これほど小さな装置であれば女性や子供など小柄な患者さんに対しても治療に用いることができます。残念ながら日本ではまだ軸流型補助人工心臓は開発されていないばかりか、ここで紹介した装置も日本の医療現場ではまだ使われていません。

日本で開発された２つの補助人工心臓

さて、我が国では2011年４月に２種類の補助人工心臓が医療現場で使われるようになりました。それらは、日本の企業・医師が開発した装置です。一つは、サンメディカル技術研究所（http://www.evaheart.co.jp/）と早稲田大学等の共同研究によりで開発されたEVAHEART®（**図1-29a**）で、遠心ポンプ型補助人工心臓です。もう一つはテルモ株式会社で開発されたDuraHeart®（**図1-29b**）で、磁気浮上型遠心ポンプ補助人工心臓です。

EVAHEART®はチタン合金により調製された遠心ポンプですが、わずか420gという軽量な補助人工心臓であるため、患者さんの体内に移植して用いることができます。血液と接触するポンプ内部は第５節「わが国初の血液適合性コーティング材」で議論した生体膜類似構造をもつ高分子MPCポリマーがコーティングされたことで、高い血液適合性をもつ補助人工心臓です。

羽根の軸近傍で血液の凝固反応が起こると回転軸の回転を阻害するため、クールシール方式を適用しています。このため、水とバッテリーへの接続ケーブルが体外から補助人工心臓に接続される必要があります。しかし、制御装置はきわめて小さく、ショルダーバッグのように肩にかけたり、あるいはリュックのように背中に背負ったりすることで持ち運び可能なため、患者さんは、病院で過ごすだけでなく日常生活に戻り、また仕事をすることも可能になりました。

では、DuraHeart®はどのような装置でしょうか。DuraHeart®は少し厚めの今川焼きのような太鼓型形状をしており、重量は540gの装置です。遠心ポンプ型とは異なり、**図1-29c**に示したように磁力により中空に浮いた羽根車が回転することで血液を連続的に送り

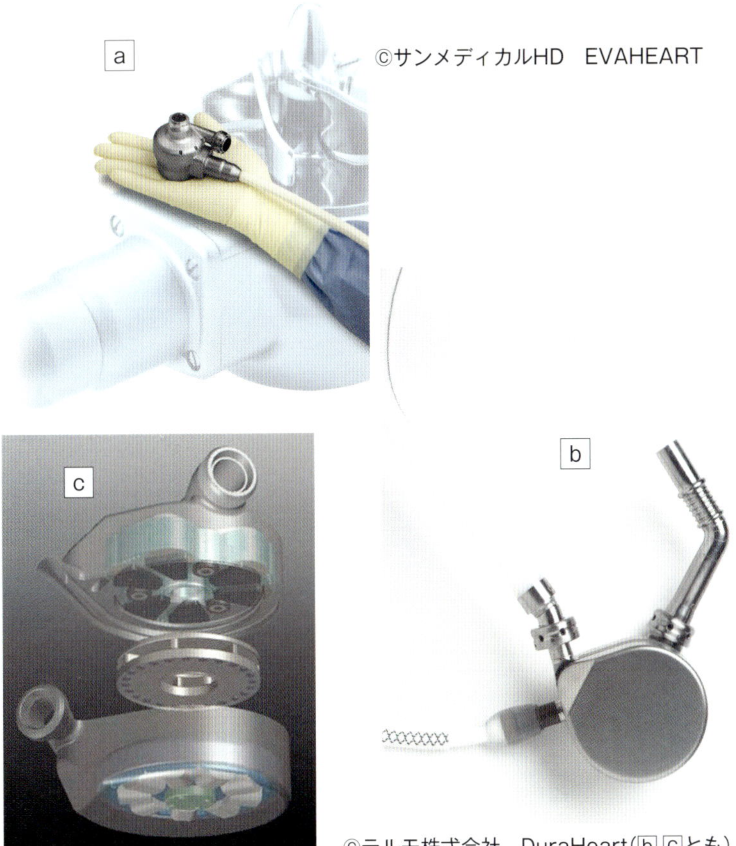

©サンメディカルHD　EVAHEART

©テルモ株式会社　DuraHeart（b,cとも）

■図1-29　日本企業で開発された補助人工心臓

出す装置です。羽根車が中空に浮くことにより、血液の流れのよどみができたりすることなく、また羽根車を回転させる軸が不要なため、装置の形状が簡便である点に特徴があります。

DuraHeart®の場合もEVAHEART®と同様に、補助電源や制御装置はウエストバッグに入れられるほど小型化されているため、患者さんは日常生活にもどれるというメリットを有します。

DuraHeart®は、京都大学の研究者が基本原理を提案し、それを製品化したものです。したがって日本発の補助人工心臓であるということができます。しかし、製品化に当たっては、さまざまな要因のために国内での製品化は困難であったことから断念され、海外で製品化を行わざるを得なかったと聞いています。

現在は、日本国内でも治療に使われていることから、このような日本発の製品化を国内で行える環境整備をしていくことも今後重要になっていくでしょう。

今後、これらの補助人工心臓に求められるのは、さらなる小型化です。EVAHEART®もDuraHeart®もかなり小型で日本人の体内に埋め込みが可能ですが、小柄な体格の方(たとえば女性)、あるいは子供のように体の小さい患者さんにも体内埋め込みにしても問題のない大きさであることが求められています。したがって、補助人工心臓の小型化は急務です。たとえば、テルモではこの問題に対処するためにDuraHeart®の小型化に着手しています。性能を維持したまま補助人工心臓の小型化が実現すれば、体格の異なる患者さんに広く使えるメリットがでるばかりでなく、患者さんへの負担も小さくなります。

参考文献

医療用材料の写真をみたりどのような材料かを理解するには

- 古薗　勉・岡田正弘共著　「ヴィジュアルでわかるバイオマテリアル 改訂版」秀潤社(東京) 2011
- 日本人工臓器学会　編　「暮らしのなかにある最先端医療の姿　人工臓器は、いま」はる書房(東京) 2003
- 梅津光生　編著　「人工臓器で幸せですか?」　コロナ社(東京) 2005
- 渥美和彦　「人工臓器―生と死をみつめる新技術の周辺」　日本放送出版協会(東京) 1996

より詳しくバイオマテリアルのことを学ぶなら

- 石原一彦　著　「ポリマーバイオマテリアル」　コロナ社(東京) 2009
- 石原一彦・塙　隆夫・前田瑞夫　編　「バイオマテリアルの基礎」　日本医学館(東京) 2009
- 石原一彦・山岡哲二・畑中研一・大矢裕一　「バイオマテリアルサイエンス」東京化学同人(東京) 2003など
- クリニカルエンジニアリング　2011年11月号 (2011) Vol.22, №11 特集　埋め込み型補助人工心臓

第　2　章

骨などの硬い組織に用いられる材料

［執筆者］
菊池明彦

プロローグ

私たちの体は大小206個（成人ではいくつかの骨が癒合して200個ほど）の骨から構成されています。骨は体を支える重要な役割をしています。骨は、破骨細胞と造骨細胞との働きによって、分解と生成を繰り返しています。これらの骨は軟骨からなる関節をもち、骨と骨が直接ふれあうことなく、なめらかに動くことができます。

これらの骨は事故やけがなどで折れたり、あるいは年齢を重ねると、骨密度が低下して骨が折れやすくなるなど、さまざまな障害がでます。また、高齢になるほど関節軟骨に問題が生じ関節痛が出てくるようになります。これらの障害を治療するために用いられるものが人工骨や人工関節と呼ばれるものです。以下に詳細を示します。

第　1　節

人工関節
～金属・無機・高分子からなる複合材料～

大けがを負ったり、高齢になって骨粗鬆症になり骨密度が低下したりするなど、骨の強度に問題が起きたり、関節機能が傷害されることがあります。特に関節軟骨が減り、骨どうしが接触するような状態は、激しい痛みが生じるために、生活の質が大きく低下します。

このような場合に使われる人工材料が人工関節と呼ばれるものです。人工関節の代表的なものは、骨盤と大腿骨(だいたいこつ)とをつなぐ股関節の代替材料としての人工股関節、膝関節の代替材料としての人工膝関節、肘関節の代替材料としての人工肘関節、肩の関節の代替材料として肩関節、指の関節の代替材料として指関節などがあります。これらのうちの一部の写真を**図2-1**に示しました。

この中で、特に足の関節である膝関節と股関節は、体重が掛かる部位であるため、痛みがより大きくなる問題が生じます。このような部位で用いられる材料をみてみましょう。

図2-2は、健康な股関節と、人工股関節の構成ユニットを示しています。人工股関節は、生体の股関節と同様の形状をもち、骨盤側には、ステンレスあるいはチタン合金製の臼蓋(きゅうがい)があり、これが骨盤側に固定されます。この臼蓋の内側にはスーパーなどの買い物袋に

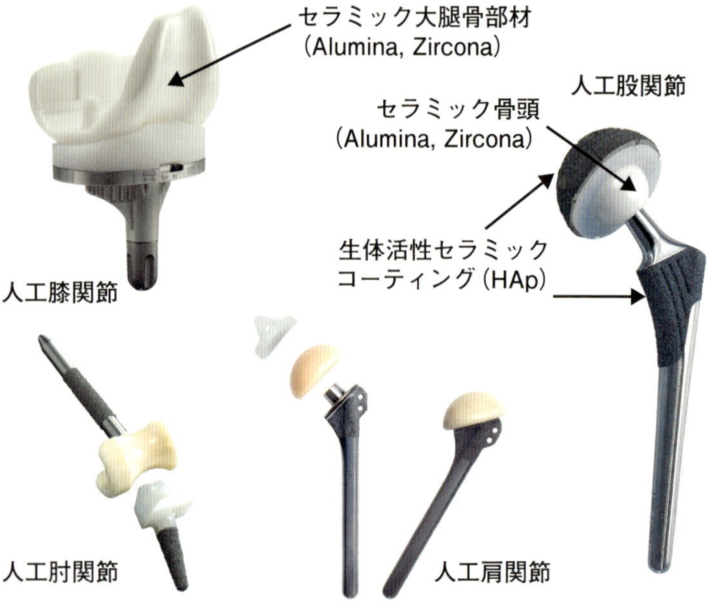

■図2-1　人工関節の例
いずれも金属、無機、有機材料が組み合わされてつくられている。
©京セラメディカル株式会社

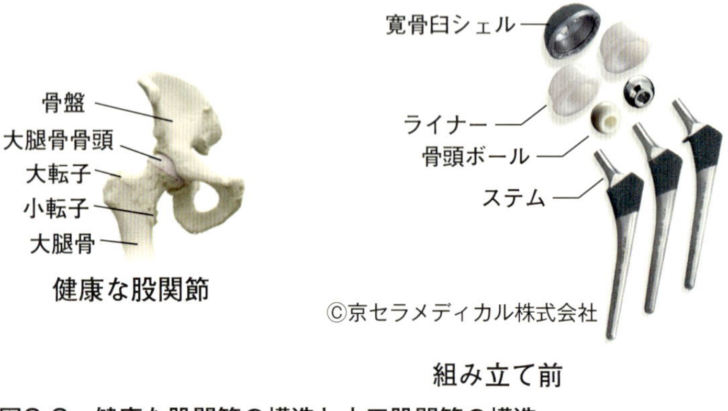

■図2-2　健康な股関節の構造と人工股関節の構造

も使われるポリエチレン製のカップ(ライナー)が装着されます。

このポリエチレン製カップには、太ももの骨である大腿骨の骨頭の代替をするジルコニア、アルミナ、ステンレスなどからなる球状骨頭と接続し、大腿骨に埋植するのはステムと呼ばれる棒状のもので、ステンレスあるいはチタン合金からできています。つまり、人工股関節は、三大材料である、金属材料、無機材料、高分子材料からなる複合材料ということもできます。

さて、このような材料では、さまざまな工夫がされています。臼蓋やステムは生体骨との接合により、安定化します。生体骨と接合することが必要な部位は**図2-3**(矢印部分)に示したように、アルカリ処理によりわざと凹凸をつけています。

この凹凸部位には、次の「人工骨材料」の節で述べるように、ヒ

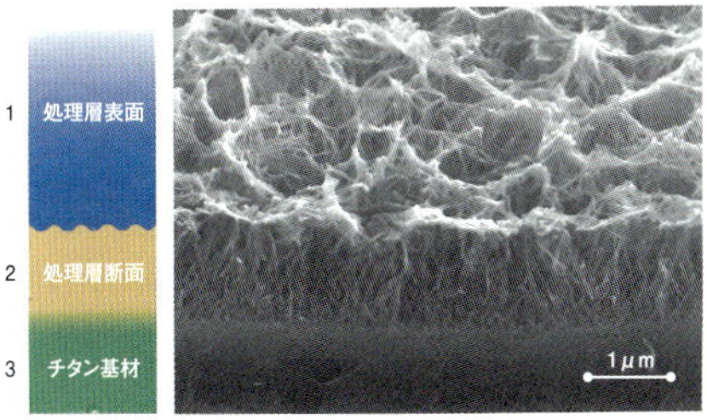

1：処理層表面
2：処理層断面
3：チタン基材

京セラメディカル株式会社AHFIX技術
資料パンフレットより

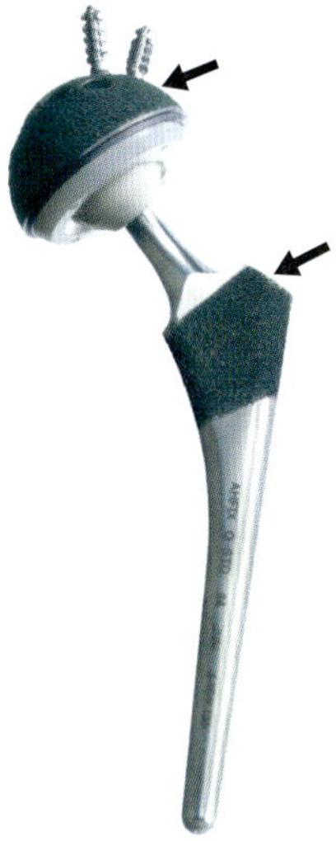

■図2-3　生体骨との接合性の向上を意図した人工股関節の金属表面の多孔質化
ⓒ京セラメディカル株式会社

ドロキシアパタイトと呼ばれる骨に類似したセラミックスを析出させ、これにより骨への接合性が高くなり安定化するような工夫が施されています。骨と人工股関節の隙間にはポリメタクリル酸メチルという高分子が、骨セメントとして用いられることもあります。

一方、問題点もあります。セラミックスと高分子材料であるポリエチレンとでは、強度/硬度が異なります。長時間使用していると、ポリエチレンが摩耗する問題があります。単に摩耗するだけであれば、ポリエチレンのカップ(ライナー)を交換するだけで対処できると考えられますが、実際にはもっと重大な問題が発生します。

つまり、体にとって異物であるポリエチレンの摩耗粉に対して、局所で免疫反応が起こり、この免疫反応によって、骨を壊す破骨細胞が活性化されます。その結果、ある程度時間が経過すると、骨密度が著しく低下する部分が出てきて、人工股関節を10年以上使い続けることができないほどの問題が生じます。

東京大学医学部の茂呂 徹医師は、この問題を解決するために石原一彦教授と共同でポリエチレンカップの表面の性質を変化させることを試みました。具体的には、血液適合性材料の原料として開発されたメタクリロイルオキシホスホリルコリン(MPC)をポリエチレン表面で重合を行い、人工股関節の耐久性試験を行いました。**図2-4**にその結果を示します。

図では、10年間通常に使用した条件での加速試験を行いました。人工股関節が設置されている患者さんが歩くなどの行動を行うのと同様の運動を行った結果、未使用のものに比べ、ポリエチレンの場合には、最大で300μmほどの深さまで摩耗しました。さらに、現在臨床で用いられている人工股関節では、ポリエチレンが摩耗しにく

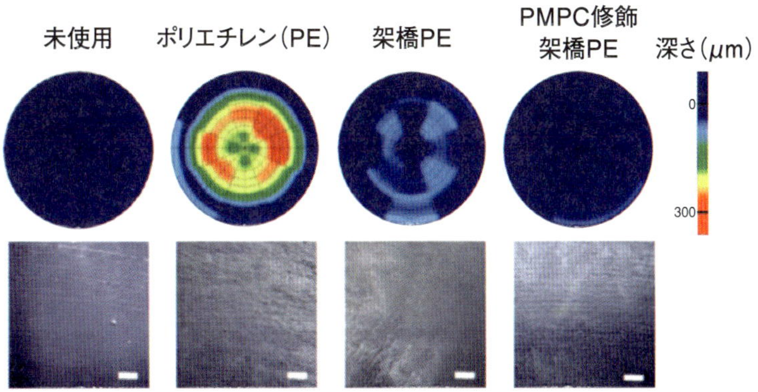

■図2-4　ポリエチレンの処理方法の違いによる摩耗変化
(T.Moro, K. Ishihara et al. Nature Materials, 3(2004)829-834より引用)

いよう、γ線による架橋を行って機械的強度を上げていますが、それでも、100μm程度は摩耗してしまう、という問題がありました。これらの結果は、ポリエチレンからなる摩耗粉が生成し、破骨細胞が活性化する可能性を示しています。

これに対し、MPCの重合体であるPMPCを修飾したところ、加速試験を行った後でも未使用のものと同等の形状であり、ポリエチレンがほとんど削れることはありませんでした。これは、PMPCが高い含水性をもつため、PMPC修飾ポリエチレン表面に薄い水の膜ができ、ポリエチレンカップとセラミックス骨頭との摩擦を低減していることが良い結果につながっていると考えられています。この人工股関節はすでに製品化され、京セラメディカル(日本メディカルマテリアルが2012年に社名変更)から上市されています。

とくに股関節は足を動かすときの要でもあるので、このように、少しずつ改良されながら、より使用感に優れ、かつ長期使用可能な人工股関節の開発が続けられています。

第 2 節

人工骨材料
～セラミックスの多孔性材料～

次に人工骨材料を見ていきましょう。私たちの体を支持する役割を持つのは骨などの硬組織です。骨は、ヒドロキシアパタイトを主成分とする無機成分、コラーゲン、プロテオグリカンなどの有機成分とからなる複合材料であり、この構造はきわめて複雑でこれらの複合構造を人工的に構築するのは、きわめて困難であると考えられています。

では、人工骨に用いられる材料にはどのようなものがあるのでしょうか。人工骨に用いられる材料は、生体の骨をすべて置換するために用いられるものではなく、骨折や病気などで骨が不足する部分に補填、あるいは充填して用いられるものです。骨と接合し、骨の再生を促すとともに、最終的に治癒した後は機械的強度を発揮する必要があるので、セラミックスが用いられるのが主流です。

とくに、骨を構成する無機成分の中で、骨表面は緻密な皮質骨が存在するのに対し、骨内部は海綿骨と呼ばれる多孔性構造をしています(**図2-5**)。したがって一般的には多孔性のセラミックスのマトリックスが使われます。

ペンタックスでは、ヒトの骨とほぼ同じ成分からなるヒドロキシ

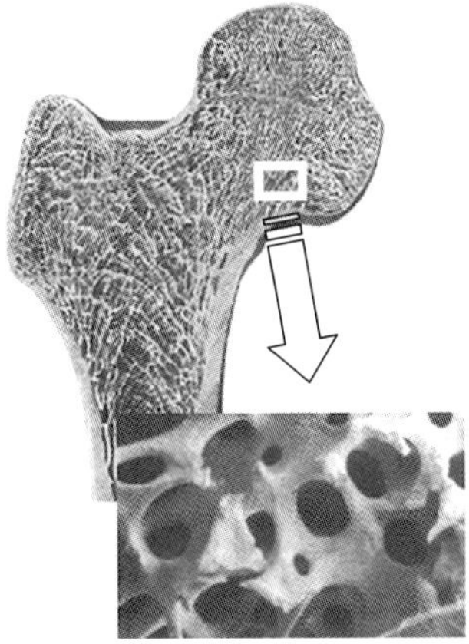

■図2-5
骨内部の海綿骨の顕微鏡写真
海綿のように多孔質構造をしている。(「バイオマテリアルの基礎」石原・塙・前田編/日本医学館/2010、P.89より引用)

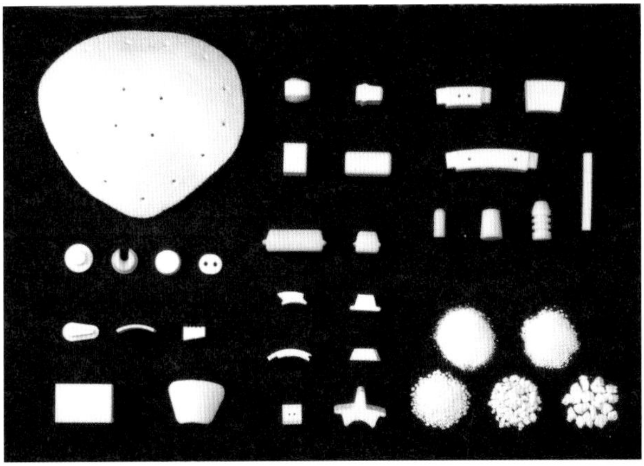

■**図2-6　ヒドロキシアパタイトの成形体の例** ©HOYA株式会社

アパタイトと呼ばれるセラミックスの多孔質成形体を種々調製しています。**図2-6** (http://www.bone.pentax.jp/) に種々成形体の構造を示します。また、多孔質ヒドロキシアパタイトの多孔質構造の走査型電子顕微鏡写真を**図2-7a**に示します。

これらのセラミックス成形体は、整形外科、あるいは脳神経外科における手術で、骨欠損部に、または術後の骨補填のために使われ

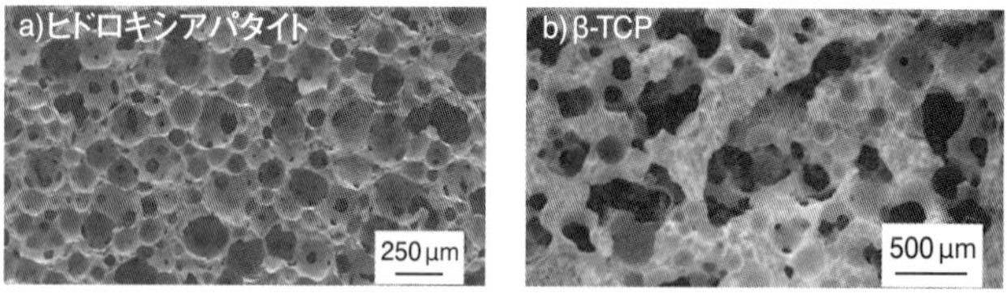

■**図2-7　ヒドロキシアパタイト、リン酸三カルシウム焼結体の多孔質構造**（「バイオマテリアルの基礎」石原・塙・前田編　日本医学館　2010、P.67の図を改変）

ています。ヒドロキシアパタイトは体内で異物反応することがないために長期間入れたままにしてもまったく問題はなく安全な材料であると同時に、時間経過と共に、埋植したヒドロキシアパタイトの表面、あるいは気孔内部で直接骨形成されて骨の一部になっていき、治療効果を発揮する材料です。このような材料のことを生体活性材料（Bioactive materials）とよびます。

オリンパス（1999年当時、現在オリンパステルモバイオマテリアル株式会社）は、β-トリカルシウムリン酸（$Ca_3(PO_3)_2$:β-TCP）からなる成形体、あるいは顆粒状の骨補填材、オスフェリンを販売開始しました。**図2-7b**に示したように、β-TCPは気孔率が75%以上の多孔体で、体内で吸収され、自分の骨と置き換わる特徴をもつ材料です。このような材料を、生体吸収性材料（Bioresorbable materials）とよびます。

ヒドロキシアパタイトを骨充填剤に用いた場合、多孔性のものを用いても孔が互いに連結していないため移植したヒドロキシアパタイトの内部にまで骨形成をせず、移植部位で再骨折が起こることがありました。大阪大学医学部整形外科の吉川秀樹教授らは、この問題を解決するヒドロキシアパタイトからなる多孔性材料、ネオボーンを開発し、骨補填材、あるいは骨再生誘導材料として臨床応用しました。

これまで骨補填材として用いられていたヒドロキシアパタイトも多孔性材料ですが、ネオボーンは多孔性でかつ多数の孔が互いに連通孔により連結し、細胞が十分侵入できる大きさの孔を多数もつ構造になっています。このため、体内にネオボーンを埋植すると、孔の内部にまで骨細胞が侵入し、骨形成をするため、従来のヒドロキシアパタイトを用いた場合に比べ十分な強度をもつ骨の形成が起こることが実証されています。

参考文献

- 塙　隆夫・米山隆之　「金属バイオマテリアル」　コロナ社（東京）2007
- 岡崎正之・山下仁大・尾坂明義・石川邦夫・大槻主税・井奥洪二・中村美穂・上高原理暢　「セラミックバイオマテリアル」　コロナ社（東京）2009

第　3　章

診断に用いられる材料

[執筆者]
曽我公平（第１節）
大塚英典（第２節、第４節）
柴　建次（第３節）

第 1 節

ナノ粒子による蛍光バイオイメージング
―がん治療への応用を目指して―

どれだけ小さな世界かイメージしてみよう

病気を発見して適切な治療を行うためには、体のなかのどこで異常が起こっているのかを正確に突き止めることが重要です。そのための材料として、最近では「ナノ粒子」という材料が積極的に開発されるようになってきました。

「ナノ」という言葉は、2001年にアメリカのビル・クリントン大統領(当時)が「ナノテクノロジー教書」と呼ばれるアメリカの国策を発表して以来、とくに良く用いられるようになりました。「ナノ」はもともと10^{-9}すなわち十億分の一を意味する接頭辞で、ギリシャ語の「小人(nanos)」に由来しています。

「ナノテクノロジー」とは、ナノメートル(nm)の精度でモノを作ったり空間を設計したりすることで、小さい空間にこれまでにない膨大な情報の保存や、今までできなかった高速の情報処理を可能にしようという機能設計とプロセスの科学技術です。皆さんは、1ナノメートル(nm)がどれくらいの小ささかイメージできますか？

表3-1は国際単位系(SI)における10^{0}～10^{-12}までの接頭辞を示しています。長さを表すには、これらの接頭辞と長さの単位m(メー

トル)を組み合わせて使います。1mm(ミリメートル)＝10^{-3}mまでは肉眼で識別できますので、問題なくイメージできるでしょう。1nm(ナノメートル)＝10^{-9}m(十億分の1メートル)＝10^{-6}mm(百万分の1ミリメートル)ですので、皆さんがイメージした1ミリメートルを百万等分した長さが1ナノメートルです。どれだけ極小の小人たちの世界を覗いているのか、これを掴んでおくことは、この技術を正しく理解していくうえで大切なポイントです。

人間や動物にとってみると、「ナノメートル」というのはどんな大きさでしょうか？　皆さんの体を形作っている細胞や血液の成分である赤血球は、だいたい10μm(マイクロメートル)くらいの大きさです。**表3-1**からわかるように、1μm(マイクロメートル)＝10^{-6}m＝10^{-3}mm(千分の一ミリメートル)です。「マイクロメートル」は、以前は「ミクロン」とも称されていましたので、体の中の細胞や赤血球の大きさはおよそ10ミクロンくらい、と言われることもあります。

そして、細菌の大きさが1～5μm、ウイルスはさらに小さく数十～数百nm、ここで“nm”の登場です。血管の中を流れたり、リン

■表3-1　国際単位系(SI)における接頭辞

10^n	接頭辞	記号	漢数字表記（命数法）	十進数表記
10^0	なし	なし	ー	1
10^{-1}	デシ（deci）	d	十分の一 / 一分	0.1
10^{-2}	センチ（centi）	c	百分の一 / 一厘	0.01
10^{-3}	ミリ（milli）	m	千分の一 / 一毛	0.001
10^{-6}	マイクロ（micro）	μ	百万分の一 / 一微	0.000 001
10^{-9}	ナノ（nano）	n	十億分の一 / 一塵	0.000 000 001
10^{-12}	ピコ（pico）	p	一兆分の一 / 一漠	0.000 000 000 001

パと呼ばれるもう一つの体の流れを流れていく物質は、たいていミクロンくらいの大きさなのですが、ナノメートルの大きさになると細胞の壁を破って侵入したり血管から染み出したりするようになります。ナノメートルの世界から見ると先ほどの赤血球は10000nm、ずいぶん大きく感じられますね。

血管の中に何か異物が入ると、体には「細網内皮系（さいもうないひけい）」とよばれる異物の除去作用があり、主に肝臓や脾臓でこれらは捕まって処理されるのですが、100nmよりも小さいものはこの処理システムを潜り抜けることができます。細胞が細胞内に物を取り込むときに、100nmよりも大きいと、エンドサイトーシスとよばれる細胞が自発的に取り込むメカニズムが働きにくいと言われています。ちなみに原子やイオン、分子の大きさは、大体0.1～1nmです。体にとっての「ナノ」の大きさを少しイメージしていただけたでしょうか？

私たち研究者は約1μm未満で1nmよりは大きい粒子のことを「ナノ粒子」と呼んでいます。特に体の中での振る舞いを考えるときには100nm以下の粒子を「ナノ粒子」と呼ぶのが一般的です。

医学における「ナノ粒子」はここで紹介する診断に用いられるほか、先に述べた大きさによって体の中で壁を潜り抜けたりどこかに引っかかったりする性質を利用して、薬の送達にも使われています。これについては、第４章「ドラッグデリバリーシステム」を参照してください。

「ナノ」の世界

～比表面積が大きく、生体内で凝集しやすい～

では、「ナノ」の世界は何が違うのでしょうか？　たとえば球をイメージしてください。球の比表面積(体積当たりの表面積)は半径に反比例しますので、なんと半径１nmの球は半径１cmの球の一千万倍の比表面積をもちます。ナノ粒子を扱うにはこの比表面積を意識することが大切です。

コラム

半径1nmの球の比表面積は半径1cmの球の一千万倍

半径が１cmの球；

体積は$4/3\pi r^3$ですから$4.19cm^3$（＝１cc。ccはcubic centimeterです）、表面積は$4\pi r^2$で$12.6cm^2$です。

体積当たりの表面積（比表面積）は、

（$4\pi r^2$）/（$4/3\pi r^3$）ですから3/r（すなわち、比表面積は半径に反比例）。

半径１cmの球の比表面積は（$12.6cm^2$）/（$4.19cm^3$）=3.00（1/cm）です。

半径が1 nmの球；

比表面積は3.00（1/nm）、

nmはcmの10,000,000分の一ですから、30,000,000（1/cm）、単位を揃えると、なんと半径1nmの球は半径1cmの球の一千万倍の比表面積をもつのです。

そもそも原子から分子や固体ができるのは、原子同士が手を結んでいる、つまり結合していることが快適である（落ち着いている、エネルギーが低い）からです。固体の中では周りのいくつかの原子と結合して快適に（エネルギーが低く）なっています。しかし、表面では固体の側は結合を作っていますが、固体の外側の手は空いていて、落ち着きません（エネルギーが高い）。したがって固体の表面は固体の内部に比べて落ち着かない（エネルギーが高い）状態なのです（**図3-1**）。

ばらばらの原子が手を結んで固体を作っていくとき、手をつないで快適になる（エネルギーが下がる）結合の数が増える一方で、固体が大きくなって表面の面積も増えていくので、落ち着かない（エネルギーの高い）手の数も増えてゆきます。できた結合の数は固体の体積に比例することを考えると、固体が徐々に大きくなってゆくと、球の半径をｒとしたとき3/rに比例する表面の割合、すなわち比表面積はどんどん減少してゆくので、固体は大きくなった方が得をするのです。

しかしある大きさまでは、この利得が十分に得られず、落ち着か

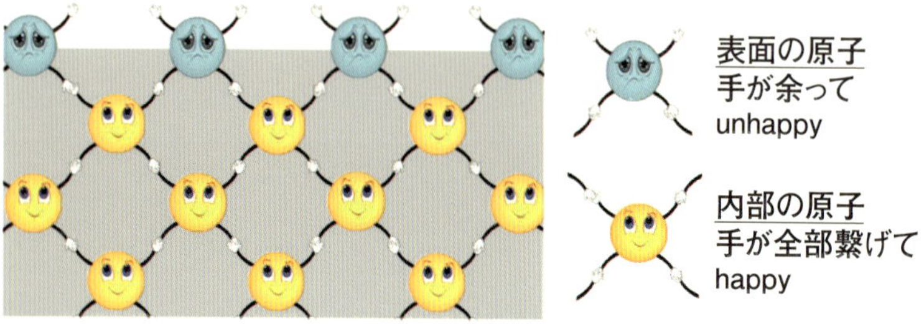

■図3-1　固体の内部の原子は手をつなげてhappy（エネルギーが低い）。固体表面の原子は手が余ってunhappy（エネルギーが高い）。

ない手を作ることがデメリットになり、せっかくできた固体を消滅させてしまう力が勝ちます。その境目が大体数nmであると計算できます。

このように比表面積が大きいことはナノ粒子の最大の特徴であり、また表面は固体の内部よりも不安定でエネルギーが高いことも大切です。純水にナノ粒子を分散すると、たいていの場合は表面が正か負に帯電していてお互い同じ符号に帯電していると反発するので、ナノ粒子は一つ一つばらばらの状態で分散(単分散)します。

しかし、動物の体の中にはイオンがたくさんあります。生理食塩水という言葉を聞いたことがあるかもしれませんが、食塩は水に溶かすとナトリウムイオンと塩素イオンを生じ、生理食塩水でその数は約0.15mol/ℓ(約9.03×10^{19}個/cc)の正に帯電したナトリウムイオンと、負に帯電した塩化物イオンがあります。これらは粒子が正に帯電すれば負の塩化物イオンが、粒子が負に帯電すれば正のナトリウムイオンが表面に引き付けられ、結局生理食塩水中ではナノ粒子の表面は帯電できなくなってしまいます。

すると単分散していたナノ粒子は、お互いにくっつくことで表面を減らし大きな塊になってしまいます。純水の中で単分散しているナノ粒子も、生理食塩水相当の食塩を加えると大きな塊になり(凝集し)、重くなって沈んでしまったりします。

動物の体や細胞が生存できる環境は生理食塩水に似ているので、動物の体内や細胞にナノ粒子を持ち込もうとすると、そのままでは凝集して「ナノ」ではなくなってしまいます。物質の種類にも依存しますが、大体200～300nm以上の大きさになると、凝集して表面を減らすことによるエネルギーの利得がなくなり凝集しにくくなってきますが、とくに100nm以下のナノ粒子は様々な工夫によって凝集を防ぐ工夫をしなければ単分散の状態を維持することはできず、「ナノ」にした効果が損なわれてしまいます。

単分散を維持する
～親水性の高分子をつけて凝集をふせぐ～

イオンがたくさんある水溶液の中でナノ粒子を単分散で維持するには、高分子を使うことができます。数千～数万の分子量の水になじみやすい（親水性の）高分子は、水の中で絶えず運動しています。親水性の高分子をナノ粒子の表面に生やすと、この高分子同士がちょうどイヤイヤをする手のようにお互いを遠ざけようとして運動するので、ナノ粒子が表面のエネルギーをなくそうとくっつこうとしても、くっつくことができません。

また、親水性にすると表面が水となじみやすくなるので、表面のエネルギーを下げることができます。生体の中でナノ粒子を機能させる場合、特定の場所には引かれて作用するけれども、他の場所にはくっつかない性質も必要です。何も工夫を施さないと、ナノ粒子は付けたくないところにも付いてしまいます。

生体内でナノ粒子を機能させるためには、まずやたらにいろんなところにくっつこうとする性質を消さなければなりません。親水性の高分子はさきほどの「イヤイヤ運動」のおかげで、ナノ粒子同士が、あるいはナノ粒子が他のものにでたらめにくっつこうとするのを防いでくれます（**図3-2**）。

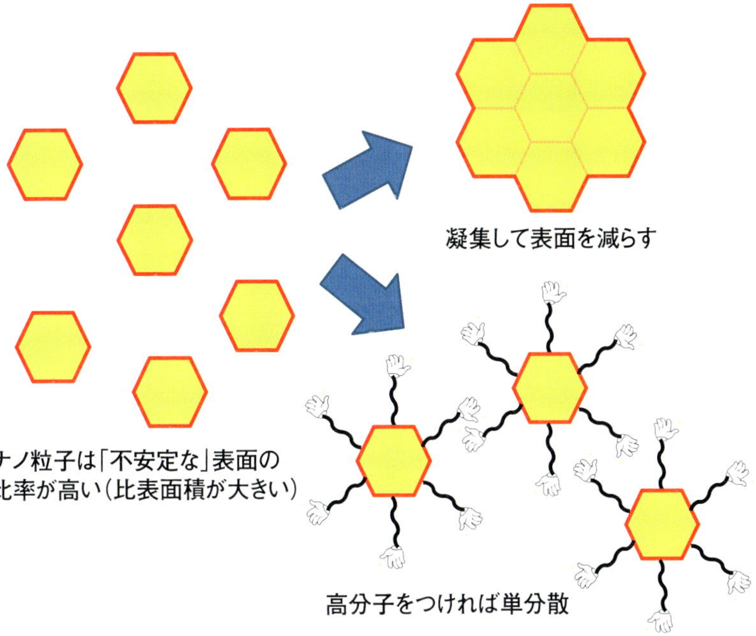
凝集して表面を減らす
ナノ粒子は「不安定な」表面の
比率が高い（比表面積が大きい）
高分子をつければ単分散

■図3-2　ナノ粒子は表面を減らすために凝集しやすいが、親水性の高分子を表面に付けることで単分散することができる

「ナノ」だから良いこと

～「量子サイズ効果」を生かす～

それでは「ナノ」の大きさの粒子には、いったいどんな良いことがあるのでしょうか？　もちろん体の中での振る舞いや細胞に対する振る舞いがミクロンサイズの粒子と異なることは重要な機能ですが、そのほかに電気的性質、光学的性質、磁気的性質がミクロンサイズの粒子と異なることも大きな魅力です（ちなみに最初にお話したように、1 nm＝10^{-3}（千分の一）ミクロン（μm）です。）

「量子サイズ効果」という言葉があります。「量子サイズ」というのは一般に10nm以下の大きさをさし、この大きさになると物の性質が様々に変化します。たとえば電気的性質を考えると、金属が半導体になったり、半導体が絶縁体になったりします。

光学的性質も変化します。目に見える大きさでは金属光沢を示す金や銀、白金は、黒くなったり赤くなったりします。昔からガラスで赤い着色をするには、実は金や銅のナノ粒子が使われています。大きければ真っ黒の半導体も青、緑、赤と大きさによっていろんな色を呈するようになります。

磁気的な性質も変化します。磁石はふつうミクロンサイズの磁気的な区分で機能を発揮しますが、ナノ粒子になると粒子一個一個が自由に運動できるおかげで、「超常磁性」と呼ばれる特別な性質を示すようになります。これらの特殊な性質を使うと、ミクロンサイズの粒子にはない電場や磁場への特殊な反応を利用して様々な検出をしたり、遠隔で熱を発したりすることができるようになります。

最近研究が盛んながんの治療方法の一つに「ハイパーサーミア(hyperthermia)」という方法があります。がんの患部に磁性をもったナノ粒子を到達させ、外部から磁場を使ってぶるぶるとふるわせて熱振動を発生し、がん細胞を焼き殺してしまう方法です。がん細胞の近くや内部に到達できるという意味でも、磁場を使って遠隔でがん細胞の部分にだけ熱を発生させるという意味でも、ナノ粒子の性質を存分に生かしたがんの治療法として期待が集まっています。

バイオイメージング

～生体の可視化にもナノ粒子を活用していこう～

百聞は一見にしかず。見ることはわかること。視覚という認識は、人間が即時の認識を求められた時に最も頼りにする感覚の一つです。もっとも我々科学者は「だまし絵」に会わないように気を付けなければならないわけですが。

それはさておき、「バイオイメージング」という生体内の物の動きを視覚的にとらえる方法は、生命や医学の研究だけでなく、医療における診断や治療でも不可欠な方法になっています。みなさんが健康診断で使うレントゲンではX線という体に対して透明な光を使って、X線の体内の透過性の濃淡を可視化することで病気を発見します。生物の実験で、玉ねぎの根の染色体を色素で染色して顕微鏡で観察したことがある方もいるかもしれません。X線CTやMRIなどという言葉も日常的に耳に入るようになってきました。

これらの「生体における物質の分布や動きを目に見えるようにする(可視化する)こと」をすべて「バイオイメージング」と呼んでいます。X線CTではレントゲンと同じ原理で写真を様々な角度から撮影し、コンピューターの中で三次元に再構築することで、立体的に体の中の様子を可視化することができます。この時に、とくにX線を良く吸収するナノ粒子を使うと、特定の場所のコントラストを増すことができます。また、MRIというのはある原子の核がラジオ波を吸収することを利用した撮像方法ですが、この場合もとくにラジオ波の吸収が強いナノ粒子を患部に集めると、患部を鮮明に映し出すことができます。このようにナノ粒子はバイオイメージングの様々な場面で活躍が期待されています。

蛍光イメージングとナノ粒子
～可視光線を発する「量子ドット」～

昼間に森の中を飛ぶ一匹の蛍を見つけようとしてください。とても困難です。でも、夜になって真っ暗な中を蛍が飛んでいると、一匹でも簡単に見つけることができます。砂漠に金貨を落としても、キラリと光れば簡単に見つかりますね。

「光を発する」ということは、たくさんの物の中に埋もれた少量の物を発見するのに、とても有効な方法です。さまざまなバイオイメージングの中でも観察対象が自ら光を発する「蛍光バイオイメージング」は、微量なもの、微小なものを検出できるばかりでなく、カラーで対象物を染め分けたり、動画を撮影できる魅力的な方法です。

下村脩先生は1962年、オワンクラゲから緑色の蛍光を発するタンパク質（GFP；green fluorescent protein）を発見し、のちにGFPを使って様々な重要な生命現象が解明されたことから、2008年にノーベル化学賞を受賞しました。GFPは蛍光バイオイメージングに使われる最も重要な蛍光体の一つです。

この蛍光バイオイメージングには、一般的には有機分子である蛍光分子が使われます。皆さんが日々マーカーなどで使っている蛍光塗料の成分は、主にこの蛍光分子です。蛍光分子や蛍光タンパク質を使ったイメージングは様々な生命現象の解明に用いられ、医療における診断や治療にも使われようとしていますが、一方でナノ粒子の中にも蛍光を発するものがあり、分子とは違った使い方がされるようになってきました。

その一つは「量子ドット」です。先に述べた「量子サイズ効果」を使うと、その大きさを数nmにコントロールすることによって、

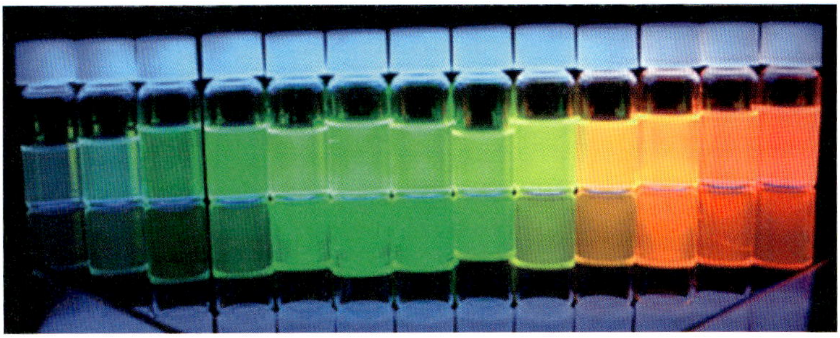

■図3-3　CdSeの量子ドット
2～6nmでサイズを変化させると色が変化する。

様々な波長で蛍光を発する量子ドットを作ることができます。代表的なものが2～6nmにサイズをコントロールしたCdSe（セレン化カドミウム）の量子ドットで、とくに紫外線や青色の光を使って可視光線を発する用途に用いられています（**図3-3**）。

セラミックスナノ粒子による新たな蛍光バイオイメージング

蛍光バイオイメージングでは、これまで主に波長の短い紫外線や青色の光を照射して発せられるおおよそ波長400～700nmの可視光の蛍光が用いられてきました（**図3-4**）。しかし、本来生体で透過性の高い波長域は、目には見えませんがもっと波長の長い1,000～1,700nmの波長域です。著者らはこの波長域を1,000nmを超える近赤外光という意味で、over-1,000nm near infrared（OTN-NIR）と呼んでいます。

この波長域は以前から「生体の窓」と呼ばれてきましたが、撮像するカメラがないことや、適切な蛍光体がないことから、これまではバイオイメージングに用いられることがありませんでした。著者

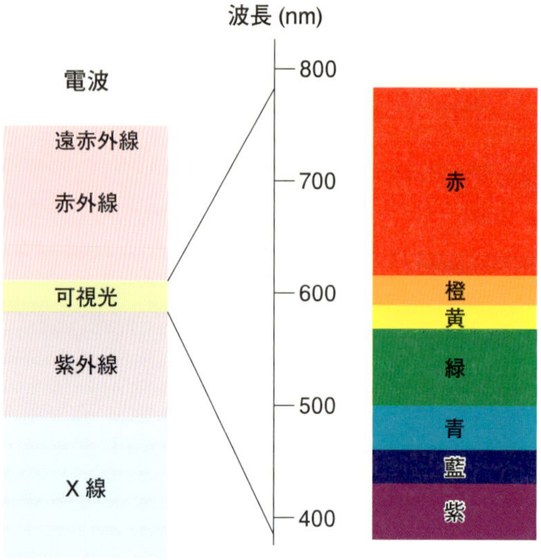

■図3-4　電磁波の波長と光の関係[1)]

らは最近この波長域のカメラが手に入るようになったことから、この波長域における蛍光体を開発し、世界に先駆けてOTN-NIRでのバイオイメージングに成功しています。

用いているのは、100nm程度の大きさの酸化イットリウム(Y_2O_3)と呼ばれるセラミックスに数%の希土類イオンを混ぜたセラミックスナノ粒子(ceramics nanoparticle；CNP)です。生きたままのネズミなどの小動物を観察するための*in vivo*蛍光イメージングでのこれまでの観察限界深度は数mmと考えられてきましたが、OTN-NIRのバイオイメージングではこれまでの10倍の深さの数cmの蛍光を観察することができ、小動物の体の深部で起きる現象の可視化が可能になると大きな期待を集めています(**図3-5**)。

また、東京理科大学には総合研究機構という様々な異分野の連携を図る組織があり、総合研究機構の「がん基盤科学技術研究セン

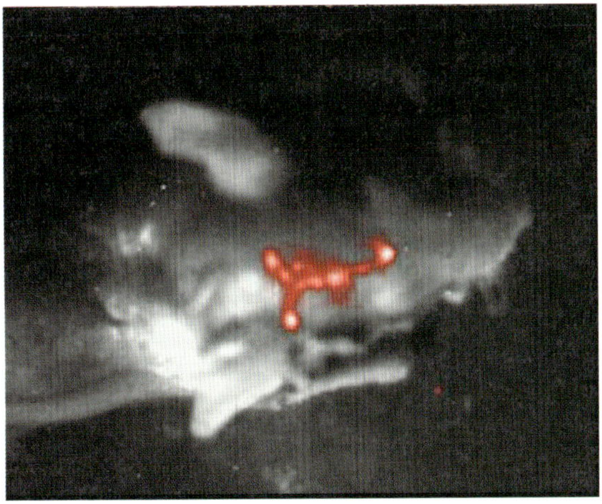

■図3-5　マウスの脳幹のOTN-NIR 蛍光バイオイメージング。
OTN-NIR 蛍光バイオイメージングでは皮や骨を除去することなく、生きた小動物の皮下数cm の組織を明瞭に観察できる。
出典：Kohei Soga, Kimikazu Tokuzen, Keisuke Fukuda, Hiroshi Hyodo, Eva Hemmer, Nallusamy Venkatachalm and Hidehiro Kishimoto, Journal of Photopolymer Science and Technology, 25 [1](2012) 57-62

ター」というセンターの活動として、国立がんセンター東病院との共同研究により、このOTN-NIRバイオイメージングのがん医療への応用に取り組んでいます（コラム参照）。

1）http://www.wh2.fiberbit.net/shikumi/img/HACHO.JPG
を参考に一部改変

コラム

東京理科大学総合研究機構　がん基盤科学技術研究センター
(CTC ; Center for Technologies against Cancer)

東京理科大学には理学、工学、薬学などを教育・研究する「学部」がありますが、それぞれの学問だけでは解決できない問題を、学部を超えて解決してゆくために「総合研究機構」という機構が設けられており、その中に様々な部門やセンターが設置されています。

その一つ、「がん基盤科学技術研究センター」は、学部で培われた高度な科学や技術を「がん医療」に活かすことで社会に貢献する新たな科学技術を創出するために2008年に創設されたセンターで、学問の分野を超えた「異分野連携」と、国立がんセンター東病院との連携によるがん医療に直結した革新的な医療技術の開発を目指して活動しています。

「がん」と戦う医師たちと最先端の科学技術を研究する研究者たちが密なコミュニケーションをとることで、新たな「がん」の発見方法や治療方法を生み出しつつあります。

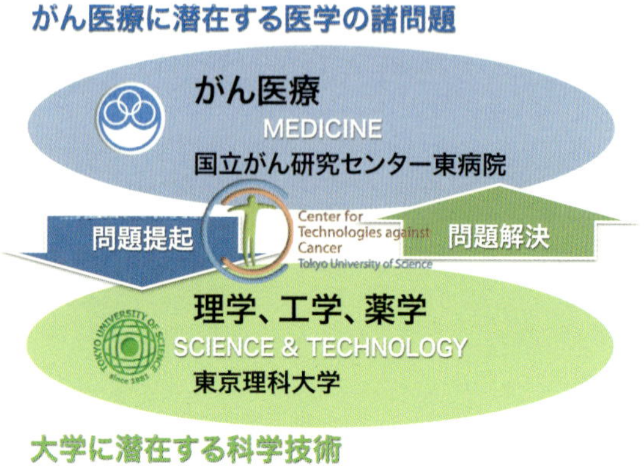
がん医療に潜在する医学の諸問題
がん医療
MEDICINE
国立がん研究センター東病院
問題提起
Center for
Technologies against
Cancer
Tokyo University of Science
問題解決
理学、工学、薬学
SCIENCE & TECHNOLOGY
東京理科大学
大学に潜在する科学技術

第　2　節

金ナノ粒子による診断と治療

金ナノ粒子の特性と利用

大きさの範囲は厳密なものではありませんが、通常1ナノメートル(nm)～1マイクロメートル(μm)の範囲にある粒子をコロイド粒子(コラム参照)と呼んでいます。

とくに、100nm以下の粒子をナノ粒子と呼ぶ場合が多いので、金ナノ粒子はこの大きさの次元を有する粒子であり、金コロイドとも呼ばれます。

金ナノ粒子は、大きさや形状、表面の化学的特性、あるいは凝集状態を変化させることで、粒子の光学的、電子的特性を調整することが可能です。そのため、さまざまな分野で利用されてきました。

たとえば、金ナノ粒子は可視光との相互作用によって鮮やかな色を示します。この性質をいかして、ステンドグラスなどの着色原料を典型例として、芸術分野において何世紀にもわたって用いられています(**図3-6**)。

また、金ナノ粒子は生体分子と優れた適合性をもつ材料です。金ナノ粒子のバイオ関連分野への応用としては、透過型電子顕微鏡観

コラム

コロイド粒子

コロイドとは、物質の微細な粒子が気体や液体や固体中に分散している状態のこと。牛乳やゼリー、マシュマロ、寒天など、身近にもコロイドの例はたくさんあります。コロイド中に分散している粒子を「コロイド粒子」といいます。コロイド粒子は、分子やイオンより大きく半透膜は通過できませんが、ろ紙の穴は通り抜けてしまう大きさです。

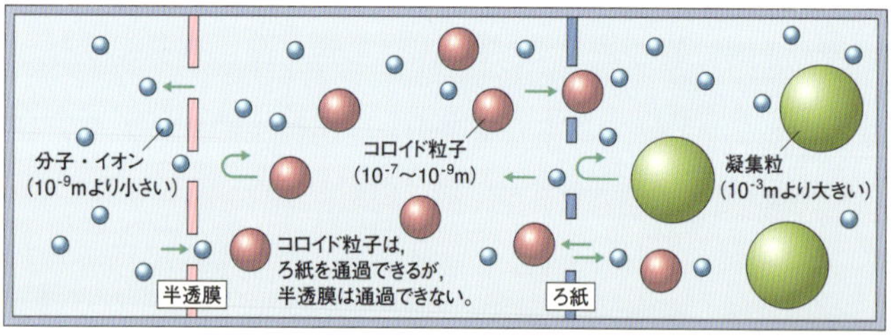

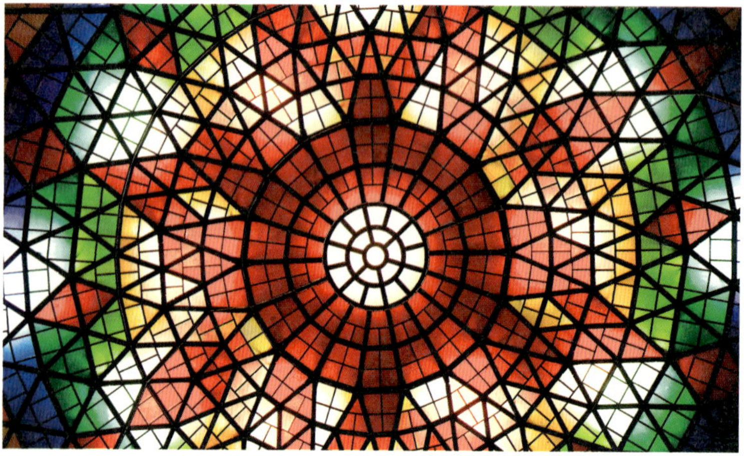

■図3-6　琉球ガラス村のステンドグラス　©琉球ガラス村

察のためのトレーサーとしての用途(1962年、Feldherr、Marshall)が有名です。

これは金コロイドを、生物学的プローブ(抗体、レクチン、核酸など)と結合させて、これらプローブが結合する対象の局在を電子顕微鏡で観察する手法です(**図3-7**)。1971年にはFaulkとTaylorらが免疫細胞マーカーとして金ナノ粒子を利用することを始めました[1)]。

金を標識に用いる方法は蛍光標識法や酵素標識法とともに、現在では免疫組織化学の中心的手法となっています。

金標識法がこのように広く一般化した大きな理由としては、以下の点が上げられます[2)]。

重金属元素であり、粒子は小さくとも電子散乱能が大きい。これは電子の散乱により像のコントラストが形成される透過電子顕微鏡観察において、きわめて有効な標識となることを意味します。通常は水素、炭素、窒素などの軽元素で構成される細胞からなる生体試料の標識に特に有用となるわけです。

このように金標識法は、顕微鏡下に特定のタンパク質をはじめとする生体分子の局所分布を可視化するためになくてはならない技法となっているばかりでなく、近年では遺伝子やタンパク質などの分析用試薬として普及し、病気の診断技術としても大きな役割を担っ

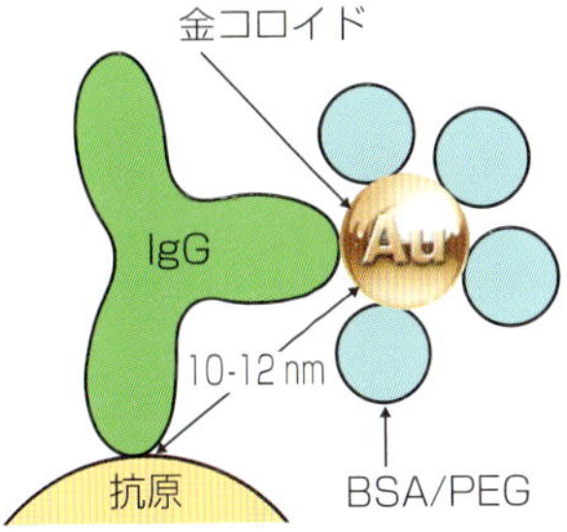

IgG：免疫グロブリンG
BSA：ウシ血清アルブミン
PEG：ポリエチレングリコール

©Nanoprobes, Incorporated(http://www.nanoprobes.com)、フナコシ株式会社

■**図3-7　一般的な金ナノ粒子標識IgG**

ています。

ここでは金ナノ粒子の有する着色料としての特性を生かした新しい診断法を中心に、その他の治療法への応用について紹介します。

金ナノ粒子のつくり方

金ナノ粒子の合成方法としては液相法が主流であり、さらに物理的な方法と化学的な方法に大別されます。物理的な方法としては、テトラクロロ金酸を中心とする金のイオン源に超音波、紫外線、γ線などを照射することによって得られます。

化学的な方法は、溶液中で水素化ホウ素ナトリウム、アスコルビン酸ナトリウム、クエン酸ナトリウムなどの還元剤を用いて還元するものです。

たとえばクエン酸還元法は、1951年、Turkevichらの開発した方法で、標準的なAuコロイド調製法として広く利用されています[3)]。その方法は、水にテトラクロロ金（Ⅲ）酸とクエン酸ナトリウムとを少量溶かし、加熱するというものです。クエン酸イオンが還元剤および安定剤として働き、コロイド状の金が生じます。この方法は、水中に分散した粒径10～20nmで単分散の球状金ナノコロイドを作るのに適しています。

この金ナノ粒子が、液中で凝集せずに安定して分散しているのは、安定剤として加えたクエン酸などが微粒子表面に強固に吸着して電気二重層（シュテルン層）を作り、イオン反発が起こっているためです。

ただしあくまでも静電的に吸着しているだけなので、溶液の状態（たとえば高イオン濃度）によっては、電気二重層が破壊されて金ナノ粒子が凝集沈殿する場合もあります。

そのため、いかに分散安定化させるかが重要であり、その機構としては、有機配位子による保護、界面活性剤や高分子による保護、が主要なものです。近年では、PVP（ポリビニルピロリドン）やPEG（ポリエチレングリコール）を保護剤として用いる報告が多数存在します。

また、金表面に高い親和性のあるメルカプト基を末端に有するPEG-SHを金ナノ粒子表面に修飾し、極めて安定な分散粒子を調整することが可能です[4)]。

金コロイド比色法

金コロイドを用いたイムノアッセイ（金コロイド比色法）は、金ナノ粒子の光学的、電子的特性を利用しています。

一般に金ナノ粒子と光との相互作用は、環境や大きさ、物理的形状に強く影響されます。コロイドナノ粒子の近傍に伝搬する光の振動電場が自由電子と相互作用し、可視光周波数と共鳴するような協奏的振動を電荷に引き起こします。

この共鳴振動は、表面プラズモン共鳴（SPR；surface plasmon resonance）として知られています。小さな（数十ナノメートル程度）単分散の金ナノ粒子の場合、表面プラズモン共鳴現象によって、スペクトルの青から緑の領域（約450nm）の光が吸収されて赤色（約700nm）が反射されるため、赤味がかった発色が得られます。

粒径が大きくなると、吸収に関する表面プラズモン共鳴の波長は、長波長の赤色側にシフトします。その結果、赤色が吸収されて青色が反射されるため、溶液は淡青色または紫色になります[5)]（**図3-8** ©田中貴金属工業株式会社）。

金コロイド比色法は、この光学特性をイムノラテックス法[(*)]の原理に応用した診断です。分散状態の抗体結合金コロイド溶液（赤色）では、免疫凝集を起こした際の色の変化（紫色）を指標にします。この方法は、抗原抗体反応を色の変化として捕らえる方法であり、イムノラテックス法よりさらに高い感度が期待できます。

体外診断薬として現在実用的に用いられている金コロイド比色法としては、便潜血検査による大腸がん検診があります。金ナノ粒子標識抗ヒトヘモグロビン抗体が、便中のヒトヘモグロビンを介して凝集する際に生じる色調変化を測定する方法で、特異性および感度

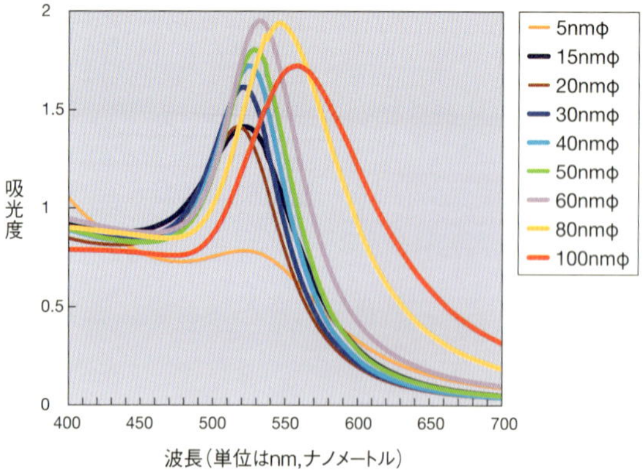

■図3-8　可視スペクトルと金ナノ粒子の粒径との関係

＊イムノラテックス法
高分子ミクロスフェアを用いて、抗原抗体反応により微量物質の検出を行う方法。1956年にSingerによって開発されました[6)]。この方法は、微粒子表面に結合した抗体が特異的抗原と結合した時に、抗原を介して粒子が凝集するという現象を利用したものです。微粒子の凝集により系の濁度が変化することを利用して、疾病因子の有無を評価します。

に優れています。また、ヒト絨毛性性腺刺融ホルモン（hCG）の検出による妊娠診断等があります。いずれも目視による判定、あるいは専用の計測機器と組み合わせて定量する方法がとられています。

しかしながら、一般に金ナノ粒子は、高分子ラテックスに比べて分散性が劣るため、生理的条件下では、共存するイオンやタンパク質の影響で容易に粒子が凝集するという欠点があります。前述のように金をはじめとする貴金属コロイドは、金属粒子が容易に凝集し、沈殿となりやすい点は共通です。

この欠点を克服するために、高分子の両末端にそれぞれメルカプト基と糖鎖を有するPEGを修飾することによって、金ナノ粒子を安定化した例があります[7)]。その結果、糖鎖に特異的なレクチンを金コロイドの色調変化（赤→紫）で検出することに成功しました。

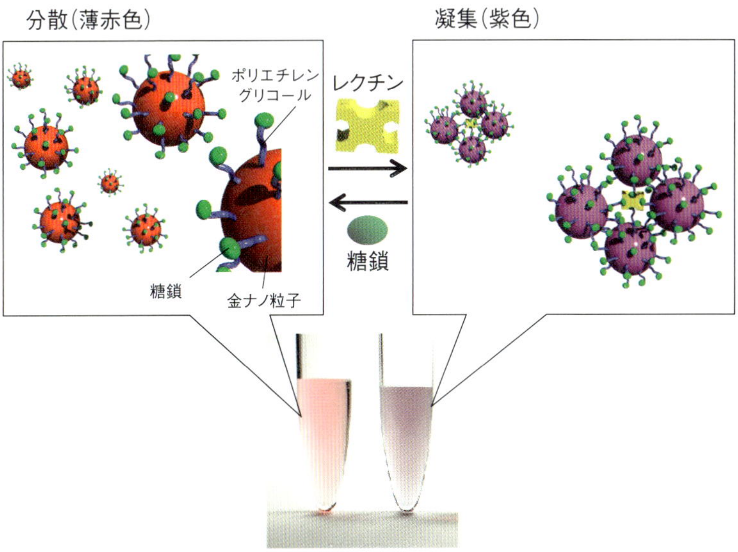

■図3-9　糖鎖修飾金ナノ粒子のレクチン認識による可逆的凝集-分散作用

また、この系は、フリーの糖鎖を添加することにより、再び赤色に戻ることが示され、PEGの効果により凝集-分散が可逆的に制御できること分かりました(**図3-9**)。

イムノクロマトグラフィのための赤色色素としての応用

この検出原理について紹介します(**図3-10**)。イムノクロマト法は、高分子膜(ろ紙)の毛細管現象と金ナノ粒子を利用し、抗原抗体

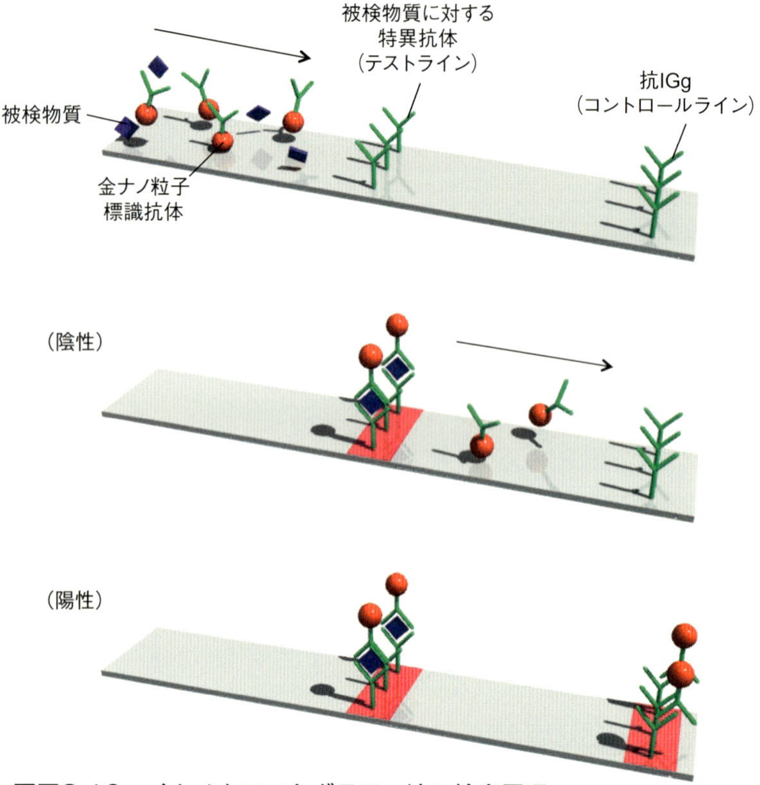

■図3-10　イムノクロマトグラフィ法の検出原理

反応を膜上で行わせて検出を行う方法です。

たとえば鼻腔・咽頭拭い液、尿検体をろ紙上のサンプル滴下部に添加すると、ろ紙に含ませておいた抗体修飾金ナノ粒子と抗原が複合体を形成します。この複合体はろ紙上を移動し、別の抗体を固定したテストラインまで到達し、そこで補足されます。したがって、テストラインおよびコントロールライン両方に金ナノ粒子が蓄積し、赤色に染まれば陽性です。コントロールラインのみに赤色ラインが観察されれば陰性と判断できます。

この方法は、特別な装置を必要とせず、迅速に結果が得られるため、簡便な診断法として、すでに妊娠検査薬、インフルエンザ感染の検査薬等、数多くの診断薬が市販されています。

遺伝子診断

近年、ヒト染色体遺伝子の概要がほぼ明らかになった結果、ゲノム情報に基づいた今後の新しい医療として、出生前診断、発症前診断、遺伝病・がん・ウイルス性疾患では原因となる遺伝子の異常を検出することが可能となると予想されています。

したがって、今後は、遺伝子診断による個人レベルでのテーラーメード医療、あるいは一塩基遺伝子多型（SNPs）解析に基づく予防医学が主流になると考えられます。そうした新しい医療を実現するためには、遺伝子診断技術の新しい展開が求められています。

遺伝子診断の技術としては、従来、サザンブロット、ノーザンブロット法、*in situ* ハイブリダイゼーション法、PCR法、あるいはこれらを組み合わせた方法が主流でした。しかしながら、いずれも煩雑な方法を必要とし、手間と時間がかかることが問題点であり、多検体の処理には不向きです。

そのため、近年、遺伝子診断の新しい技術として検査機器を用いた自動化、ハイスループット化が進んでいます。簡便な方法として、金ナノ粒子の凝集-分散による核酸ハイブリダイゼーション、遺伝子の塩基配列中の一塩基が変異した状態である一塩基多型（SNPs）の検出等が報告されており、今後の展開が期待される分野の一つと考えられています。

また、一方では環境ホルモン、農業、食品、環境保全等での新しい問題が生まれており、この分野での検査、分析技術の重要性がますます高まっています。

フォトサーマル治療

金属ナノ粒子はその表面プラズモン共鳴により光を吸収しますが、そのエネルギーは効率よく熱に変換されます。これをフォトサーマル効果と呼びます。

有機色素では光照射により励起されると不対電子をもつ遊離基（ラジカル）を発生し、分解します。このラジカルの毒性を利用したフォトダイナミック治療（光線力学療法）が良く知られていますが、金属ナノ粒子を使用すれば発生する熱で患部組織を傷害するフォトサーマル治療が可能となります。

しかし、球状金ナノ粒子の吸収ピークは、生物学的構成要素である皮膚、組織、およびヘモグロビンなどの透過窓（650～900nm）より短い波長（約500～580nm）に限られており、最適なものとはいえませんでした。

棒状の金ナノロッドは、金ナノ粒子よりも高いフォトサーマル効率を示すうえ、棒状を伸長すると吸収ピークを生体成分からの吸収がない近赤外領域に最適化することができます。金ナノロッドの形状をコントロールすることにより、吸収ピークを550nm～1,400nmの範囲で微調整できるようになります。

その結果、腫瘍細胞の周囲に集中させた後、近赤外の連続波レーザーを照射して熱を発生させ、フォトサーマル治療を行うことが可能です。さらに、この微粒子を生体イメージングで見えるようにすれば、金ナノ構造体の診断特性を同時に使用して、パルスレーザーで癌細胞を破壊(治療)することができます。この診断と治療を融合させた方法は、セラノティクス(theranostics)と呼ばれています[8)]。セラノティクスとは治療(Therapy)と診断(Diagnostics)の合成語で、これからの医療技術の方向性を示す概念として注目されています。

参考文献

1) W. P. Faulk, G. M. Taylor, Immunochemistry, 1971, 8, 1081.
2) M. A. Hayat (ed.): Colloidal Gold. Principles, Methods and Applications. Academic Press, San Diego, Vols. 1(1989), 2 (1989), 3 (1991).
3) (a) J. Turkevich, P. C. Stevenson, J. Hillier, Disc. Faraday Soc., 1951, 11, 55. (b) J. Turkevich, G. Garton, P. C. Stevenson, J. Colloid Sci., 1954, 9, 26.
4) W. P. Wuelfing, S. M. Gross, D. T. Miles, R. W. Murray, J. Am. Chem. Soc. 1998, 120, 12696-12697. (1998).

5) K. Okamoto, J. Vac. Soc. Jpn., 2008, 51(11), 727-730.
6) J. M. Singer et al. Am. J. Med., 1956, 21, 888.
7) H. Otsuka, Y. Akiyama, Y. Nagasaki, K. Kataoka, J. Am. Chem. Soc., 2001, 123, 8226-8230.
8) E. Y. Lukianova-Hleb, E. Y. Hanna, J. H. Hafner, D. O. Lapotko, Nanotechnology 2010, 21, 085102.

第　3　節

カプセル内視鏡

カプセル内視鏡のしくみ

カプセル内視鏡は、飲み込むだけで体内の消化器官を撮影できるカメラです。今までにも、口から入れる内視鏡、おしりから入れる内視鏡がありましたが、では、これらは不要になるのでしょうか？

そうではありません。口から入れる内視鏡は、食道と胃を見ることができますし、おしりから入れる内視鏡は、大腸をすべて見ることができます。

しかしながら、これまで小腸を見ることができる内視鏡はありませんでした。理由は、小腸にはそもそも病気はないと言われていたことと、口から入れる内視鏡を小腸まで入れると大変苦しいためです。実は、カプセル内視鏡は小腸を見るために作られた内視鏡です。

カプセル内視鏡が登場したおかげで、小腸内にも潰瘍などの病気があることが明確になってきました。そのため、今までになかった胃や大腸とは異なる小腸の薬の開発が急がれていると聞いています。

カプセル内視鏡として製品化されているものに、オリンパスメディカルシステムズが販売しているEndo Capsuleや、Given Imaging社が販売しているＭ２Ａがあります。ともに直径11mm、長さ26mmであり、先端にはカメラが1個ついており、1秒間に2回撮影することができます。撮影された画像は、カプセル内視鏡内の送信アンテナから、体表面につけた受信アンテナに情報伝送され、患者さんの腰につけた記録装置に保存されます。

患者さんは、腹部に受信アンテナを貼り付けた記録装置を持ち歩く必要がありますが、カプセル内視鏡を飲みこんでから数時間で検査が終了する上、その間自由に行動することができます。

カプセル内視鏡の構造を**図3-11**に示します。内部は、ほとんどがバッテリ（一次電池）となります。バッテリの電力は、LEDの照明、カメラの撮影、信号処理回路、送信アンテナの電力として使用されますが、とくにLEDの消費電力は大きく、小腸内部を全部撮影するための時間が長い場合（消化器機能の個体差で変わる）は、小腸全部を見ることができない場合もあることが知られています。

カプセル内視鏡で撮影された画像の一部を**図3-12**に示します[1)]。小腸内が撮影できていることがわかります。

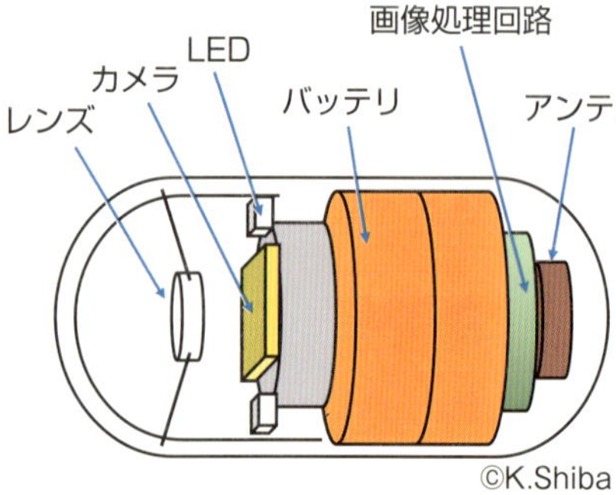

■図3-11　カプセル内視鏡の構造図

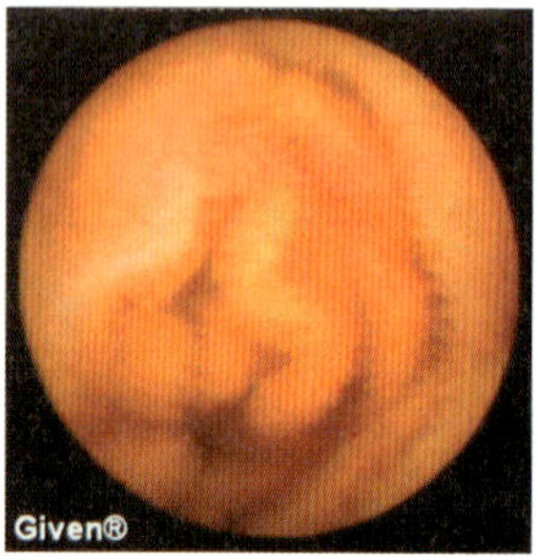

■図3-12　撮影画像例
「カプセル内視鏡 ―診療ガイド―」、寺野彰監修、カプセル内視鏡研究会編、南江堂、2006より

カプセル内視鏡の位置を自由に変える

カプセル内視鏡の位置制御は重要な課題です。まだ研究段階ですが、静磁場を用いてカプセル内視鏡の位置を制御する研究も各国で行われています。

図3-13に胃模型内を移動するカプセル内視鏡の一例を示します[2)]。これが実現すれば、カプセル内視鏡も自由に方向を変えたり、移動したりできるようになります。

カプセル内視鏡への無線電力伝送

～体外から電力を送るしくみ～

最初にカプセル内視鏡のしくみの項でも触れましたが、バッテリのみでは小腸全部を見ることができない場合があります。そのため、体外からの電力供給が求められています。

そこで、体表面に巻いた体外用コイル（一次コイル）や、円状に巻いた体外用コイル（一次コイル）から、直径1 cm以下の受電コイル

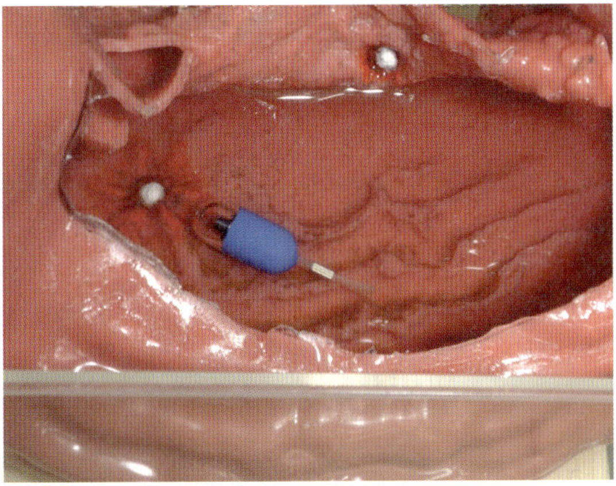

■図3-13
胃模型内を移動するカプセル内視鏡MM1
©株式会社ミュー

（医療機器内に入るコイル、二次コイル）への電磁界を用いた無線電力伝送が検討されています。

たとえば、**図3-14**に示した一次コイルを体表面に巻いた場合において、腹部中央に向けて電力伝送した場合には、0.1W程度までなら電力が得られることがわかってきています[3)]。

また、無線電力供給は、比較的大きな電磁界を発生させるため、その電磁界が生体に安全なのかどうかということも大切になります。しかし、実際に人体で実験することが難しいため、MRIとCT画像から得た人体モデルをベースに、電磁界の臓器ごとへの影響を調べた研究が筆者らによって行われています[4)]。これについては、本書の第１章第３節「人工心臓（その２）」でも触れていますので参照ください。

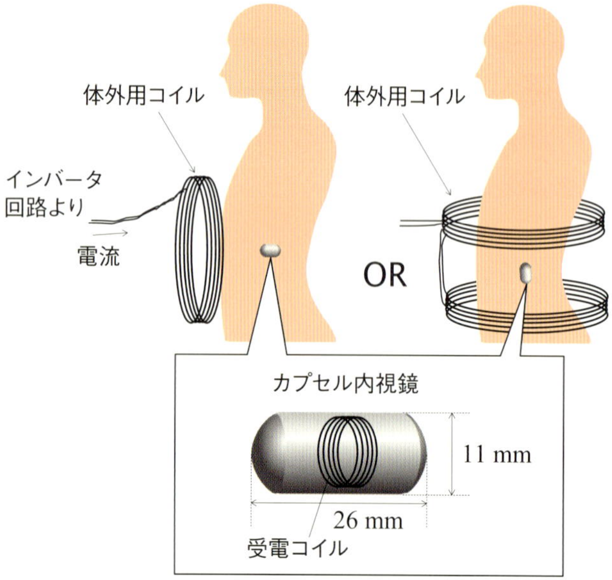

■**図3-14　電磁界を用いた無線電力伝送**　© K.Shiba

カプセル内視鏡のみに限らず、体内に入れる小さなセンサなど、今や多くの体内埋込型の医療機器が登場しようとしています。数年にわたり体内の異常（癌など）を監視するセンサなども、今後登場するかもしれません。

しかし、バッテリの寿命は10年もないため、バッテリ以外の電気エネルギーを必要としており、無線電力伝送が有力な手段となります。今後、こういった小さなものも、バッテリレスで何十年、何百年も動作するようになることでしょう。

参考文献

1） 「カプセル内視鏡 ―診療ガイド―」 寺野彰監修、カプセル内視鏡研究会編、南江堂、2006.
2） 自走式カプセル内視鏡（ヒレ型）のヒトへの応用、株式会社ミュー　代表取締役・大塚尚武、http://www.mu-frontier.com/1106.html
3） 柴、長門他：カプセル型内視鏡における非接触エネルギー伝送時のSARと電流密度の解析、第4回生活支援工学系学会連合大会講演予稿集、103、2006.
4） K.Shiba, N.Higaki: Analysis of SAR and Current Density in Human Tissue Surrounding an Energy Transmitting Coil for a Wireless Capsule Endoscope, Proceedings of the 20th International Zurich Symposium on Electromagnetic Compatibility (EMC Zurich), 321-324, Jan. 2009.

第　4　節

細胞を使った診断など

薬物血中濃度

私たちがなんらかの病気になってお医者さんのところへ行くと、薬による治療を受けることが多いと思いますが、この薬物療法を有効かつ安全に行うには、個々の患者さんに適した薬用量を設定することが最も重要です。

なぜなら、薬物投与後の薬効には個人差があり、同じ用量の薬物を服用しても、血液中の薬物濃度は人によって異なることが色々な薬物で明らかにされているからです。

薬物の血中濃度は薬物療法における客観的指標ですが、薬物によっては用量－血中濃度の関係に大きな個体差が存在します。この用量－血中濃度の関係は、薬物動態学として研究されてきました。そして、薬物代謝酵素、薬物トランスポーター、併用薬、肝腎機能、血行動態、疾患などの様々な因子が薬物血中濃度を変化させることが明らかになってきました。

ここでは、新薬の開発において薬物の体内動態を調べる上で、これまでどのような点が問題となってきたのか、そして現在ではそれらの問題点を克服するために、培養細胞を用いた薬物試験法が新薬開発のカギを握る技術として進展してきていることなどについてご紹介しましょう。

薬物血中濃度に個人差が生じる理由

口から体のなかに取り入れた（これを経口摂取といいます）薬物は、

① 消化管からの吸収（absorption）、

② 血中タンパクとの結合と組織への分布（distribution）、

③ 肝臓での代謝（metabolism）、

④ 排泄（excretion）、

という経過をたどり、血中の濃度は**図3-15**のように変化します（図は城西大学薬学部「食品-医薬品相互作用データベース」Ver.9.2より）。このような薬物の血中濃度の変化を薬物動態といいます。

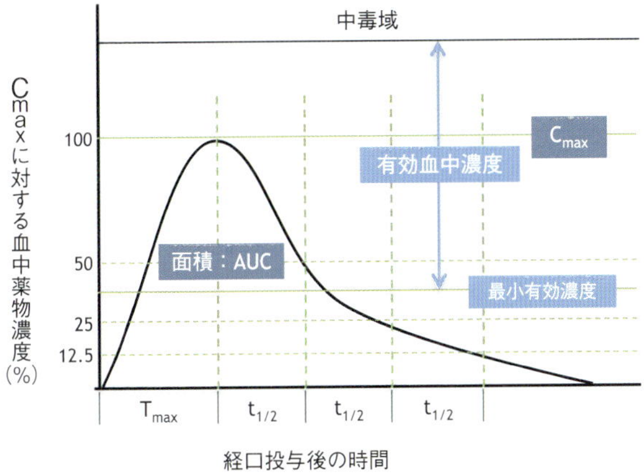

AUC：薬物血中濃度－時間曲線下面積
t1/2：消失半減期
Cmax：薬物投与後の血中濃度の極大値
Tmax：薬物を投与してから最高血中濃度に達するまでの時間

■図3-15　薬物の血中濃度遷移

これら４つの過程は、それぞれの頭文字から取ったADME（アドメ）として知られています。ADMEは、薬物治療で問題となる薬物相互作用、薬物代謝酵素遺伝的多型、疾患による薬物血中濃度変化などの理解に重要です。

ADMEの４つの過程では、それぞれ次のような点で薬物の血中濃度に影響を及ぼすと考えられます。

① 吸収（A）：経口投与の薬物の場合、薬はまず胃腸から吸収され血中に運ばれますが、その吸収率には個人差が認められます。これが薬物血中濃度の個人差の原因のひとつです。

② 分布（D）：血液中に運ばれた薬物は全身に分布されますが、その際、体格の違いや薬物とタンパクとの結合性の違い、さらには他薬剤との相互作用も個々の血中濃度に影響を及ぼします。

③ 代謝（M）：血中に入った薬物の多くは肝臓で代謝を受けます（ただし、中には代謝を受けない薬物もあります）。しかし、肝機能が悪いと薬物は代謝されにくく、薬物血中濃度は正常な人よりも高めになります。

④ 排泄（E）：最終的に薬剤は、主として腎臓から排泄されます。腎機能が低下している場合は、薬物が排泄されにくく体内に蓄積するため、薬物血中濃度は高くなります。

動物種差の存在

１つの新医薬品ができあがるまでには、実に１万種類以上の化合物が検討されます。その中から実際に数百～数千種類の化合物が合成され、その中の百数十種類がスクリーニング（ふるい分け、多くのものの中から条件に合うものを選別すること）を通過し、さらにそのうちの十数種類が動物実験などで薬として見込みがあると判断され、臨床試験などを経てようやく１つの新薬として世に出ると言われています。一般に開発期間は８～15年、研究開発費用は数百億円を上回り、しかも年々膨大化しつつあると言われています。

新薬の生産性の低下をまねく要因、つまり途中で開発がストップしてしまう理由は、1985年までの調査では、その原因の中で薬物動態の問題が最も多く、39%を占めていました。[1] 日本製薬工業協会によると、臨床試験での副作用と動物実験結果との対応を調べたところ、91例中36例において関連性がなかったと報告されています。[2]

1980年代後半から1990年頃までは、一般に製薬企業での前臨床試験は、毒性、薬効、および薬物動態について適切な実験動物（マウス、ラット、ハムスター、モルモット、サル、イヌなど）を数種類用いて詳細に検討を行い、ヒトにおいてもこれらの項目について充分に開発可能であると予測された化合物を臨床試験へと進めていました。しかしながら、臨床試験の段階において、これらの項目に対して高い確率で開発中止に陥ったのは、これらの項目に大きな動物種差が存在するためであり、ヒトへの予測が不充分であったためです。

とくに薬物動態において大きな動物種差が存在していることが一般的に良く知られており、動物実験における薬物動態データからヒトへの体内動態を予測するためには、ヒトの肝臓などを用いた *in vitro**代謝実験が必須であると痛感されるようになってきました。

そして、1980年代後半から欧米を中心にしてヒト組織（スライス、培養細胞、細胞分画試料など）を用いた探索薬物動態試験という研究概念と実験手法が確立されました。その結果、1986~2002年までの16年間において、薬物動態が原因による開発中止は13%にまで減少しました。このことは、開発中止理由に関して、1991年と2000年を比較した**図3-16**のデータからもよく分かります。[3)]

また、実験に用いる動物を規制する動きがここ10~15年程度で本格化しています。最近では、多くの欧米諸国で動物愛護グループの強い要請を受け、動物実験の規制に関する法律が次々と施行され、一部の試験法については実験動物ではなく培養細胞を用いた方法が積極的に取り入れられてきています。このように、細胞培養法は動物実験代替法として大きく期待され、世界各国の研究者が盛んに新しい方法を開発しています。

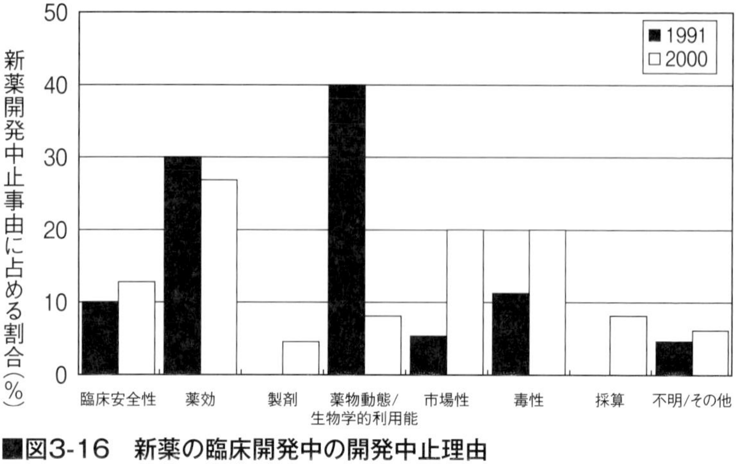

■図3-16　新薬の臨床開発中の開発中止理由

肝細胞の薬物動態的特性

ヒト組織を用いた単なる*in vitro*データ（代謝安定性、薬物代謝酵素阻害および誘導試験など）から*in vivo*での薬物動態を予測することの信頼性が次第に高まり、この手法は製薬業界における新薬開発の是非を早期に見極めることを可能にしてきました。

代謝試験は肝ミクロソーム画分を用いて実施可能ですが、この細胞分画は、薬物トランスポーターやミクロソーム画分以外に含まれる酵素、細胞内タンパク質との結合など、薬物が実際に代謝酵素に作用しうる濃度を決定する因子を欠いています。

一方、肝細胞を用いた実験では、薬物を投与した状態の肝臓により近いため、肝細胞は薬物動態をより正確に予測できるモデル系であると考えられており、肝ミクロソーム画分より肝細胞を用いた検討の方がヒトにおける薬物動態をより正確に予測できると多数報告されています。

つまり、肝細胞の初代培養は、mRNA発現量、酵素タンパク量および酵素活性の増加という形で薬物のもつ誘導作用を包括的に見ることのできる、比類のない*in vitro*実験系であるとされています。また、従来の新鮮肝細胞を用いた試験に加え、接着型凍結ヒト肝細胞、不死化肝細胞を用いることも可能になってきています。

さらに、中空糸、三次元細胞培養装置、肝臓チップなど肝細胞の三次元培養の系は、単層接着の二次元培養よりもより生体内機能を

＊*in vitro*（イン・ビトロ）と*in vivo*（イン・ビボ）

*in vitro*は“試験管内で（の）”という意味で、試験管や培養器などの中でヒトや動物の組織を用いて薬物の反応を検出する試験を指します。語源はラテン語で「ガラスの中で」。

一方、*in vivo*は“生体内で（の）”という意味で、マウスなどの実験動物を用いて生体内に直接薬物を投与して、薬物の反応を検出する試験のことで、生体内での反応であることを試験管内での反応（*in vitro*）と対比させて示します。

*in vitro*と*in vivo*の区別は、専門分野によって異なる場合があります。

模倣していることが明らかとなっており、三次元培養はより予測性の高い評価系として期待されています。

次に、この三次元培養としてのスフェロイド（細胞同士が集合・凝集化した球状の細胞集合体、細胞凝集塊）の意義についてお話ししましょう。

三次元培養としてのスフェロイド（細胞凝集塊）の意義

スフェロイドの作成法としては、静置培養法、旋回培養法においていくつかの例が知られています（**図3-17**）。立体培養では、単層培養法とは異なり、一般的に細胞接着性の弱い培養基質の選択が必要となります。

生体内では個々の細胞がバラバラに存在しているのではなく、細胞どうしが適度にくっついて存在していますが、この細胞接着のための足場を提供して、細胞機能の安定化の役割を果たしている分子を細胞外マトリックス（ECM；Extracellular Matrix）といいます。私たちヒトを含む脊椎動物に多いECMの成分としては、コラーゲンや次に述べるプロテオグリカン、フィブロネクチンなどがあります。

静置培養で立体培養を行う場合には、ECM成分の中ではプロテ

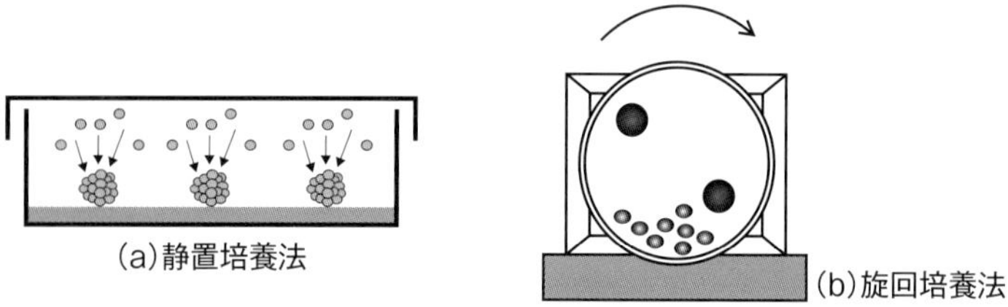

■図3-17　いろいろなスフェロイド（細胞凝集塊）作成方法
©Hwan-You Chang, Biotechnology Journal

オグリカンが培養基質として有効です。ECM成分以外の物質でも培養基質として用いれば立体培養に有効な合成高分子がいくつか知られています。

また、旋回培養法も立体培養法の一つとして知られています。細胞懸濁液を入れたフラスコを低速で回転することにより、フラスコ底面への細胞接着を抑制するとともに、求心力により細胞を凝集しやすくすることで細胞の凝集塊形成を促進しています。

さらに、米国宇宙航空局(NASA；National Aeronautics and Space Association)の開発した微小重力下での回転培養は、より生体環境に近い細胞凝集塊を与えるという報告もあります。

さらに立体培養における重要な点としては、一般に培地の添加因子の影響、とくに血清添加の有無がスフェロイド形成に影響します。血清にはフィブロネクチンをはじめ細胞接着分子が存在することから、タンパク質吸着性の素材を培養に用いる場合には不利となります。

このため、多くの立体培養系では無血清培地が用いられるなどの束縛が大きいことから、材料科学を駆使して新しい細胞培養法を開発することが必要とされています。

以上のように、スフェロイドは種々の方法で形成することができますが、大きさを一定にするのが難しく、大きさが異なると細胞の分化状態も均一にならず、薬物動態の反応場に用いる用途においては大きな欠点となります。

ましてやサイズの大き過ぎるスフェロイドは、生命維持において欠点となります。例えば、栄養素や酸素の拡散の度合いといった生命維持に関わる重要な因子が、そのサイズに大きく影響を受けているからです。この影響は組織を構成する細胞種によって大きく異なりますが、一般的には直径数百μmより大きいスフェロイドの中心部は低酸素で壊死した領域であり、その周りを生存細胞が取り囲んでいるといった形態をとり、サイズの制御は重要な観点です。

さらに、情報をハイスループット化(時間と経費を節約するために自動的に高速で評価)することを目的にすると、細胞アレイ(アレイ(Array)は整列・並べたものの意で、多数の細胞を基板上に培養し、特定の反応を示すものを検出する方法)の開発が必要となってきます。

そこで、スフェロイドの機能特性とアレイの情報集積性に着目した、スフェロイドの配列制御技術を次項で紹介しましょう。

スフェロイド(細胞凝集塊)の配列制御技術

バイオチップの具体的形成法として、細胞非接着性という生体適合性をもつ表面に特殊な手法で細胞接着領域をパターン化(アレイ化)すると、細胞アレイの基板として有用な基板が作成できます(**図3-18**)。

半導体業界では、リソグラフィーやエッチングによってシリコン基板に電子回路を書き込んでいますが、アレイの基板製作でもこの半導体加工技術が援用されています。そして細胞接着領域をパターン化する手法については数多くの研究が行われており、病態発現メカニズムの解明、合理的な創薬・腫瘍マーカー・治療法・予防法の開発、環境・食品検査など幅広い分野に応用されることが期待されています。

ここまでに紹介したような研究成果により、新薬の開発においては臨床試験に移行した時点でヒトの薬物動態が悪くて候補薬物がドロップアウトする確率はかなり減少しました。そして2000年代に入ると、薬物代謝機能を高く維持した凍結ヒト肝細胞を比較的容易に欧米から入手することが可能となり、予測精度はさらに向上しました。

ヒト肝細胞はヒト肝臓に最も近い*in vitro*のモデルであり、*in vivo*での観察に最も近い結果を出せる唯一の培養モデルです。しかし、現在、入手できる市販の細胞は、①高品質の新鮮なヒト肝細胞の入手が非常に困難である、②薬物代謝酵素活性やその誘導において大きな個体差がある、③培養期間中の酵素活性が急激に低下するなどの問題があり、これらの問題を解決する細胞調整法、凍結保存法および解凍法などの技術の革新、さらに三次元培養など新規培養技術の確立が望まれています。

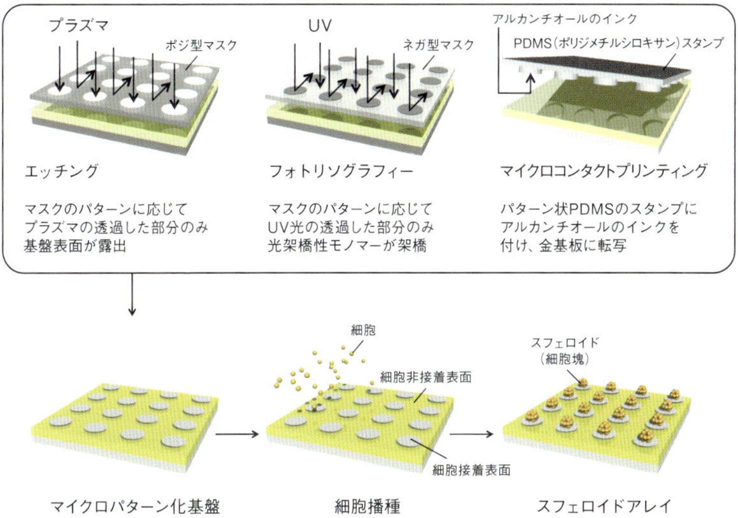

■図3-18　細胞のパターニング方法

参考文献

1） Prentis RA, et al. Br J Clin Pharmacol. 1988, 25, 387-396.
2） 日本製薬工業協会、医薬品評価委員会調査プロジェクト委員会：臨床副作用と実験動物データの関連性に関するアンケート調査、1993年.
3） (a) R. Frank, R. Hargreaves, Clinical biomarkers in drug discovery and development. Nat. Rev. Drug Discov., 2003, 2(7), 566-580. (b) I. Kola, J. Ladies, Can Pharmaceutical industry reduce attrition rates? Nat. Rev. Drug Discov., 2004, 3, 711-715.

第 4 章

ドラッグデリバリーシステム

―薬をピンポイントで働かせるには―

命を守る材料としての「薬」

人類ははるか昔から病気になったときに回復を助けてくれるものとして、薬の力を借りてきました。ある時代には不治の病と言われた病気に対しても新たな薬を見い出すことで、これを克服しようと懸命な努力を続けてきました。このような病気と人類の闘いは今なお続いており、がんや感染症などわたしたちの命を脅かす病気に対して新たな治療法を見い出そうと、世界中で研究開発が行われています。現在では手術療法や放射線療法をはじめ様々な治療法が発達してきていますが、薬を用いる薬物療法は病気に対する治療法のなかの大きな柱の一つとして、昔から変わることなく重要な位置を占めています。

人類にとって「薬」とは、もっとも古くから常に傍らで命を守り支えてくれてきた大切な「命を守る材料」といえるでしょう。

その「薬」の世界で、近年大きな注目を集めているのがドラッグ・デリバリー・システム（Drug delivery system ; DDS）です。DDSとは、必要な時に、必要な場所にだけ、必要最小限の薬物をピンポイントで送りこむシステムです（**図4-1左**）。

それに対して、昔から行われてきた薬をおもに口から取り入れる方法では、体内に入った薬は消化管で吸収されたのち全身に広がり、効果を期待する臓器にはほとんど到達しないのに、全身性の副作用が発現することがありました（**図4-1右**）。1970年代にアメリカでDDSの概念が提唱されはじめた当初は、このような昔からの薬物療法をたとえて「ミシシッピー川の上流でドラム缶一杯の薬を流しても支流ではその濃度はとても低い」と表現されていました。

薬の効果を高めるためには、必要なときに、必要とする部位で、そ

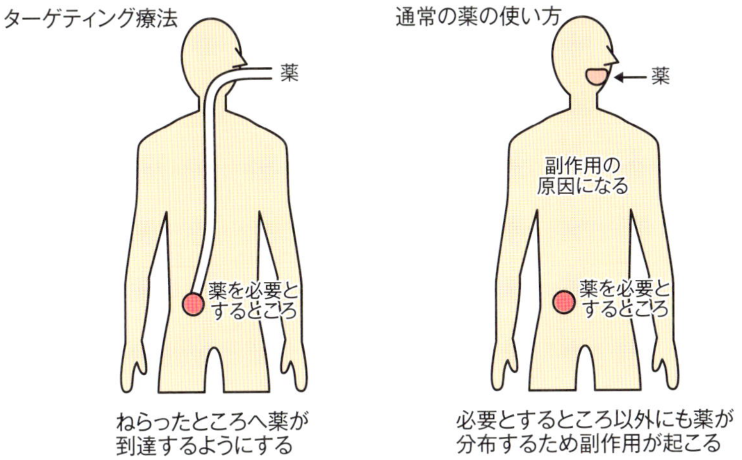

■図4-1　薬は必要な部位にだけ届く方がよい

の濃度を高めることが大事です。つまり、DDSで重要なポイントは、局所投与と薬物の作用期間の調整です。以下に、DDSについてまず全体的なお話をしてから、がんや感染症に対してDDSを用いたどんな治療法が実施されてきているのかについて具体的に紹介していきましょう。

薬の効き方・効かせ方：創薬と創剤

薬が効くというのはどういうことでしょうか？　効く薬を作るとはどういうことでしょうか？

表4-1に示すように、ふだん私たちが目にする「薬」とは、薬剤として製造されたものです。この薬剤は、単に薬として効き目のある物質だけでできているのではなく、できるだけ体内に取り込まれやすく、しかも効果的に作用するような工夫がなされています。ですから、優れた「薬」を創るには、薬としてよく効く物質を見つけ

■表4-1　薬の効き方（創薬）と効かせ方（創剤）

薬の効き方	薬の製造：創薬
	薬物分子の作用機序
	薬物分子の体内動態
薬の効かせ方	製剤（創剤）
	DDS（創剤）
	薬物療法

出す「創薬」とともに、効果的に薬を効かせるように薬剤を創り出す「創剤」についても考慮しなければなりません。

先ず創薬について考えると、よく効く薬を創り出すには、薬として作用する物質（薬物）が分子レベルでどのように作用するかというメカニズム（作用機序）と、その薬物分子が体の中でどのように変化していくか（体内動態）を詳しく知ることが大切です。

薬物分子が作用するためには、体に中にその分子が作用する部位がなければなりません。そのほとんどは、基本的にタンパク質であると考えて良いと思いますが、そのようなタンパク質の機能を薬物分子が修飾することで、薬の作用が発現するわけです。このようなタンパク質を薬物分子の標的タンパク質と呼びます。

体にとって必要な栄養素などの生体必須成分は、体内で必要とされる所へ選択的に運ばれていく仕組みが生体に備わっています。例えばトランスポーターと呼ばれるたんぱく質は、グルコースやナトリウムイオンなどが細胞の中に取り込まれるのを促進します。逆に細胞内に入った薬物を異物と認識して細胞の外に汲み出す働きをするトランスポーターもあります。

また、脳には異物の侵入を拒むための血液脳幹門(Blood Brain Barrier；BBB)が存在して、脳に必要なグルコースをはじめとする必須内因物質以外の物質は入れないように阻止する仕組みがあります。(BBBの存在を発見したのは、後に述べます細菌学者のパウル・エーリッヒ博士です。)

一方、そもそも生体にとって異物である薬に対しては、生体はそのような輸送機構(選択的に必要な部位に運ぶ仕組み)をもっていません。そのため、薬は**図4-1**右に示すように全身に運ばれて副作用の原因となります。

そこで、体に吸収された薬を作用部位に届けて反応させ、薬効を発現させるための薬の輸送機構が必要になります。**図4-2**は、体内で「薬が効く」とはどういうことかを示しています。まず、製剤として創られた「剤形」から溶け出した薬は、体に「吸収」されて作用部位に「接触」します。そして、作用点(標的タンパク質)において「反応」が起こり、薬効が発現します。その後、薬は作用点から「離脱」し、やがて体外に「排泄」されます。

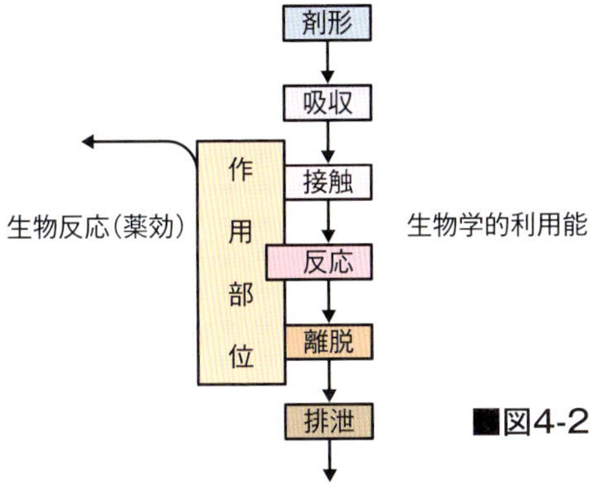

■図4-2　体のなかで薬が効くとはどういうことか?

体の中を薬物が通るこの過程（体内動態）のなかで、作用点における薬物の濃度が重要になります。そして、出発点にあたる「剤形」に適切な工夫をすることで、体内での薬物の動きを変化させて薬剤の利用効率（生物学的利用率）をコントロールすることが可能になります。そのための剤形への工夫（加工）が次に述べる薬の効かせ方（創剤、DDS）です。薬物療法とは、そうして創られた薬剤をどのように使っていくかという治療法への展開であると考えて下さい。

薬の効かせ方　DDS

薬を有効に作用させるとはどういうことでしょうか？

薬は様々な経路から体の中に取り入れられます。口から服用する経口投与では、薬は消化管から吸収されます。点滴などでは動脈あるいは静脈の血管から吸収されますし（経動静脈吸収）、皮膚への貼り薬では皮膚から直接吸収されます（経皮吸収）。そのほか、鼻や肺、口蓋、眼などでは粘膜を介して吸収されます（経粘膜吸収）。薬のおもな作用とは、こうして様々な経路から体内に吸収された薬物分子が、体内のある特定の細胞に到達し、細胞に刺激を与えることと言うことができます。

これまでの薬の使い方のおもな問題点としては、①外部から体内へ入った薬物のほんの一部しか目的地に到達せず、ほとんどは何もしないまま排泄されること、②目的地（作用点）に到達しても、タイミングが合わなければ、無駄になってしまうこと、③正常細胞に害を与えて副作用が発現すること、でした。

これらの問題点を解決するためには、薬の空間的制御と時間的制御が必要です。そして、空間的制御にはターゲッティング(標的化)が、時間的制御にはコントロールド・リリース(制御放出)が必要になってきます。

DDSや薬の効かせ方を研究してきた世界では、ターゲッティング(標的化)には「魔法の弾丸」が必要であるという考え方が存在します。標的部位にだけ薬剤を届けるというイメージです。

この「魔法の弾丸」は、約100年前に前出のパウル・エーリッヒ博士がサルバルサンという抗生物質を発見した時に使われた用語です。当時は、抗生物質は生体に影響を与えずに病原菌だけを殺すということからこの名前がつきました。岡山第3高等学校医学部(岡山大学医学部の前身)を卒業された秦佐八郎博士がエーリッヒ博士と共同で発見した成果です。この「魔法の弾丸」の概念がDDSの世界にも浸透して、標的化=魔法の弾丸と考えられています。

表4-2に示すように、DDSを構築する目的は、薬物の徐放化(徐々

■表4-2　有効かつ安全な薬物治療

◎DDS構築の目的

1. 薬物の徐放化*)によって、患者のQOL*)を高める。
2. 薬物の吸収促進(皮膚の角質や粘膜組織からの薬物の吸収を促進する)
3. 分解しやすい薬物を長寿命化する。
4. 目的とする標的細胞のみを狙い打ちする(薬物のターゲティング)

*)徐放化：薬物が徐々に放出されるようにすること。
*)QOL：Quality of Life、生活の質。個人としての尊厳や満足度の向上を目指す尺度。

◎DDS構築の方法

1. 薬物の薬理作用や物性を考慮して、どこから投与するのか？
2. 薬物をどの速度で放出させることが適当か？：デバイス(薬物担体)*)の大きさの設計
3. 薬物基剤としてどのような材料を用いるか？生体材料(材料工学)
4. 薬物、およびデバイスの体内動態

*)デバイス(薬物担体)：薬物を放出させるまで保持しておく装置

に放出されるようにすること）によって患者のQOL（Quality of Life、生活の質）を高めること、薬物の吸収促進（皮膚の角質や粘膜組織からの薬物の吸収を促進する）、分解しやすい薬物を長寿命化すること、目的とする標的細胞のみを狙い打ちする（薬物のターゲティング）ことです。

DDSを構築するためには、薬物の薬理作用や物性を考慮して、どの部位から投与するのかを決める必要があります。また、薬物をどの速度で放出させることが適当かを決める必要があります。なぜなら、薬物の血中濃度には最適領域があるからです。

図4-3に示すように薬物の血中濃度には、最低薬効発現濃度と最低毒性発現濃度があり、その間が「薬レベル」の濃度（治療域）になります。最低毒性発現濃度を超えると「リスクレベル」になりますので、薬物を投与する場合は血中濃度が治療域に保たれるようにする必要があります。

例えば、1日3回投与の通常の製剤（**図4-3**のグラフの細い線）では、1度目の投与では薬物血中濃度が治療域にある時間が短く、2度

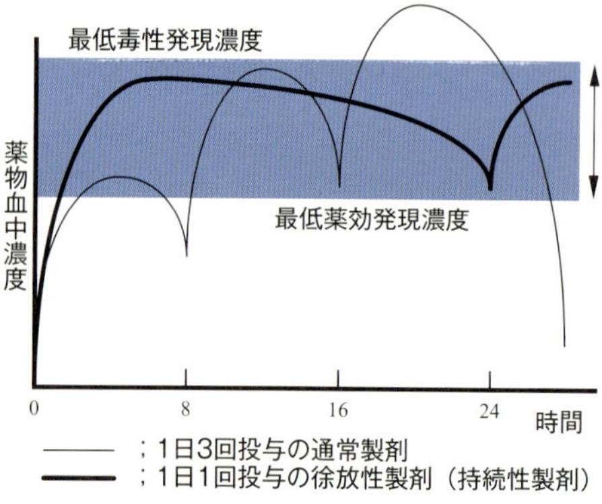

徐放性製剤は、ほぼ24時間にわたって薬物の血中濃度を治療域（薬レベル）に保つことができる。

■**図4-3　薬物の血中濃度の変化**

目の投与後に治療域に長く存在しますが、３度目の投与後は最低毒性発現濃度を超えるので、副作用が発現する危険性が高くなります。

この製剤を１日１回投与の徐放性製剤（徐々に薬物を放出する製剤）に変えると（**図4-3**のグラフの太い線）、持続性放出が可能になりますので、薬物の血中濃度を24時間ほぼ一定に薬レベル（治療域内）に保つことができます。

薬物の血中濃度は、製剤からの薬効成分の放出速度によって変化します。そして、それによって薬物の作用も薬レベルからリスクレベルへと変化します。たとえば**表4-3**は、チバガイギー社製のトランスダーム・スコプというスコポラミン成分の放出速度と作用の関係を示しています。

放出速度が小さい場合は、口内乾燥の副作用はありますが、薬レベルであり、以前は耳の後ろに貼って乗り物酔いを予防する経皮膚吸収性製剤として使われました。しかし、中程度の速度でスコポラミンが放出されると、眠気や毛様筋麻痺が起こり、もっと速い速度で放出されれば、健忘や幻覚という重篤な副作用が起きます。これは明らかにリスクレベルに入っています。スコポラミンの例からも

スコポラミンの放出速度と作用	
放出速度	
小	軽度の徐脈 動揺病（乗り物酔）抑制 口内乾燥
中	軽度の頻脈 嗜眠状態（ねむけ） 毛様筋麻痺
大	健忘 幻覚

■表4-3　スコポラミンの放出速度と作用

わかるように、薬物の放出速度を制御することは、有効なDDSを開発する上でとても重要な課題です。

図4-4では、薬物放出の代表的な３つのパターンを示しています。①の「１次放出」は従来の薬物放出のパターンです。従来の薬物投与では、溶け残っている薬物の濃度が小さくなれば、放出速度が小さくなる様式で薬物が放出されました。したがって薬物血中濃度は徐々に低下しました。

一方、薬剤を投与後に一定時間同じ速度で薬物が放出されれば、薬物血中濃度は一定に保たれます。これが**図4-4**②の「０次放出」のパターンです。さらに、**図4-4**③に示すようにパルス型に薬物を放出するならば、薬が必要な時間にだけ薬物の血中濃度が高くなります。

例えば、気管支喘息の発作は真夜中から明け方に起きる場合が多いことが知られています。そうすると薬物の血中濃度は発作が起き

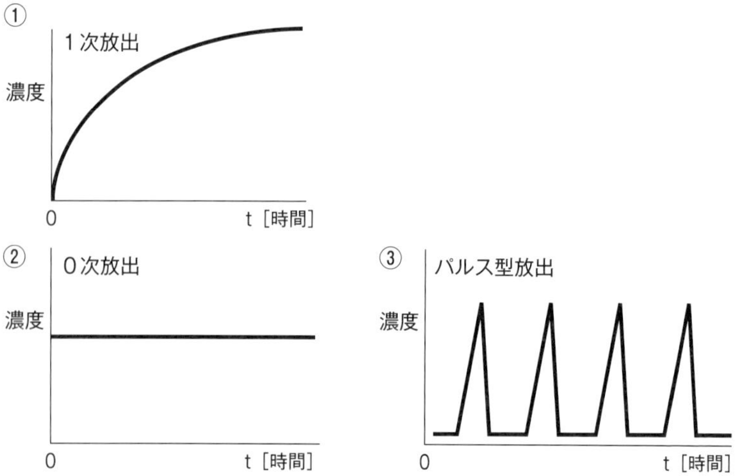

■**図4-4　薬物放出の代表的な３パターン**

やすい時間にだけ高ければ良いわけですから、就寝前に薬を服用して一定時間後に薬物が放出されれば、夜中に起きだす必要がありません。そして、日中の発作が起きにくい時間には血中濃度はゼロに近くてよいはずです。このような理由から、長時間にわたって一定の血中濃度を保ったり、ある時間に血中濃度が治療域に達するにはどうしたら良いのか、研究が始まりました。薬物投与から一定時間後の薬物血中濃度を理論的に計算し予測することは、臨床における薬物投与計画の作成や医薬品の研究開発などにおいて重要です。

このように高機能化したインテリジェント製剤とも言える薬剤を調製し、薬の機能を可能な限り高めていこうという考えから誕生したのがDDSです。DDSを構築するためには、薬物を保持しておく装置(デバイス、薬物担体)の大きさや形状を設計する必要があります。また、薬物基剤としてどのような材料を用いるかを検討します。毒性が低く生体適合性の高い材料が必要で、その開発には材料化学や界面科学の知識が必要になります。

そしてDDSを実現していくには、薬物およびデバイスの体内動態(生体に薬物を投与した後に体内でどのような動態を示すか。吸収、分布、代謝、排泄)を考慮する必要があります。

次の項からは、実際にがんや感染症の薬物療法の中でDDSがどのように実現されつつあるのか、具体的にみていくことにしましょう。

がん性疼痛治療薬

がん性疼痛(とうつう、医学用語で「痛み」のこと)には**図4-5**に示すように4つのパターンがあります。痛みが発現することで、夜

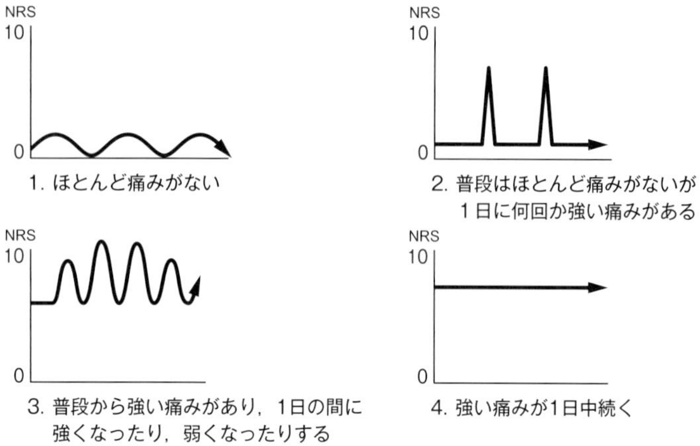
NRS
10
0
1. ほとんど痛みがない
NRS
10
0
2. 普段はほとんど痛みがないが
1日に何回か強い痛みがある
NRS
10
0
3. 普段から強い痛みがあり，1日の間に
強くなったり，弱くなったりする
NRS
10
0
4. 強い痛みが1日中続く

■図4-5　痛みの４つのパターン

NRS(Numeric Rating Scale)とは数値評価スケールのことで、「0：痛みなし」から「10：これ以上ない痛み」までに分けられている。

に十分な睡眠を取ることができない、気持ちが沈みがちになる等、がん患者のQOLが大きく低下します。

そのため、がんの痛みが出現した場合には、非ステロイド性抗炎症薬（エヌセイド（NSAIDs））の鎮痛効果から始めて、モルヒネやフェンタニルなどの医療用麻薬(オピオイド)を使用します。**図4-6**に世界保健機構（WHO）方式がん疼痛治療法（３段階除痛ラダー）を示しました。

図4-7に治療経過を示します。NSAIDsを投与しても痛みが残る場合には、その痛みのパターンにしたがってオピオイドを投与します。一日中続く痛みには長時間作用型製剤を使用します。モルヒネは強い鎮痛効果をもちますが、副作用も多い薬で、血中濃度を厳密に制御する必要があります。治療濃度領域にある場合でも、吐き気、便秘などの副作用が出る場合があります。

治療濃度領域よりも血中濃度が少し高い場合には催眠作用が出ま

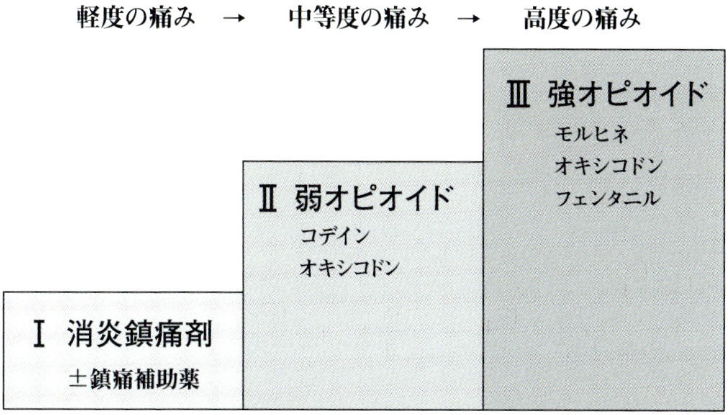

■図4-6　WHO方式がん疼痛治療法(3段階除痛ラダー)

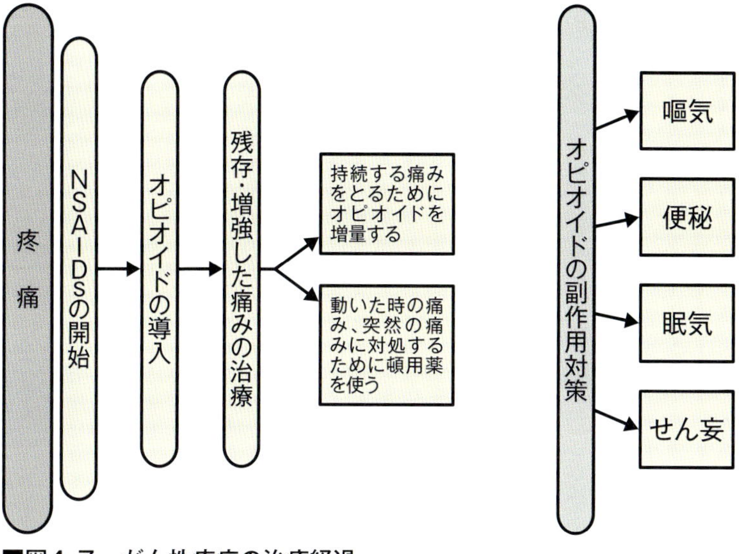

■図4-7　がん性疼痛の治療経過

すが、この副作用はがん患者の個人差によって心地よいと感じる人もいます。重篤な副作用は血中濃度が高くなりすぎた場合に起こる呼吸抑制効果です。

そのため、モルヒネの投与を行っている場合には、薬剤師などの医療従事者が患者の様子を観察している必要があります。モルヒネの血中濃度を薬レベルに保つために長時間放出型製剤が開発されました。モルヒネの長時間放出型製剤は**図4-8**に示すように、高級アルコール膜によって徐放化されたマクロなマトリックス錠です（ちなみに、高級アルコールとは炭素数６以上のアルコールのことで、炭素数が多くなるほど親水性は弱まります）。

錠剤には**図4-9**に示すように大きく分けると２つの形状があり、それぞれ薬物放出を制御するシステムが異なります。１つは、マトリックス拡散制御システムです（**図4-9上**）。錠剤の中に薬物の粒が入っていて、外側の部分には薬効がないこともあり、胃腸の中で外側がだんだん溶けてきて、中の薬の成分を含む粒が出てきます。痛み止めなどに使われます。もう一つは、膜透過制御システムです（**図4-9下**）。錠剤の外側を膜が覆っていて、その膜を透過する速度を制御することができます。

モルヒネの長時間放出型錠剤（**図4-8**）では、硫酸モルヒネの放出は高級アルコールの膜透過速度が律速となりますが、形式的にはマトリックス型の放出を示します。錠剤の内部にはモルヒネと無水乳糖からできている顆粒が入っていて、この顆粒の外側にヒドロキシエチルセルロースという高分子ゲル化剤があります。錠剤の外側の高級アルコールの膜を透過して水が外から錠剤内部に侵入すると、この高分子ゲル化剤が水を含んで膨潤しますので、外側の高級アルコール膜を押して膜を徐々に崩壊します。また、侵入した水は乳糖を溶解して錠剤内部に水の抜け道を形成して、モルヒネとともに錠剤から放出されます。

表4-4に現在市販されている主な長時間作用型オピオイド製剤を

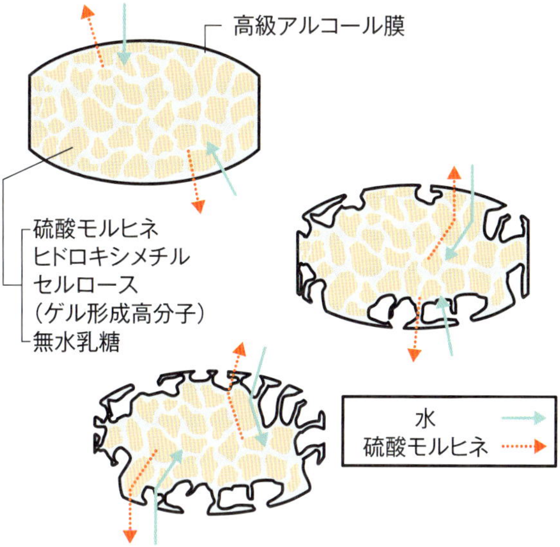

■図4-8　モルヒネの長時間放出型錠剤の構造

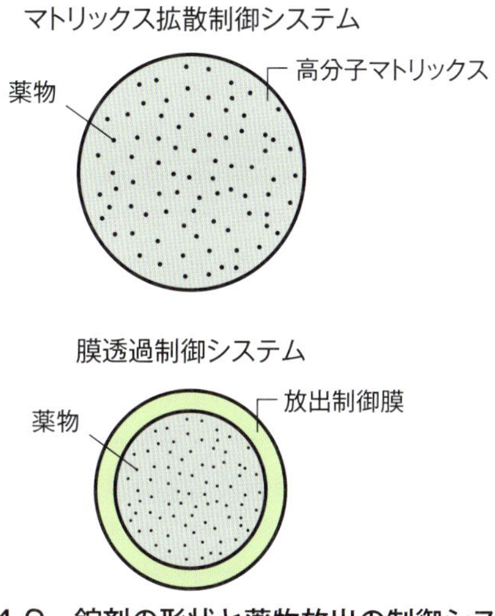

■図4-9　錠剤の形状と薬物放出の制御システム

■表4-4　オピオイド(医療用麻薬)の種類

	オピオイド	商品名	剤形
72時間徐放性オピオイド	フェンタニル	デュロテップ®パッチ	貼付剤
		デュロテップ®MTパッチ	貼付剤
24時間徐放性オピオイド	モルヒネ	カディアン®	カプセル剤
		カディアン®スティック	顆粒剤
		パシーフ®	カプセル剤
		ピーガード®	錠剤
12時間徐放性オピオイド	モルヒネ	MSコンチン®	錠剤
		MSツワイスロン®	カプセル剤
		モルペス®	細粒剤
	オキシコドン	オキシコンチン®	錠剤
速放性オピオイド	モルヒネ	アンペック®	坐剤
		塩酸モルヒネ®	散剤
		塩酸モルヒネ®	錠剤
		オプソ®	液剤
	オキシコドン	オキノーム®	散剤

示します。12時間徐放型オピオイドと24時間徐放型オピオイドにモルヒネの経口製剤があります。MSコンチン®（一般名では塩酸オキシコドン徐放錠）という長時間作用型の錠剤は塩酸オキシコドンを有効成分とし、中等度から高度の疼痛をともなう各種がんにおける鎮痛を効能・効果とします。塩酸オキシコドンはモルヒネに比べて、便秘や吐き気などの副作用が少ないとされています。**図4-10**にオキシコドンの構造式を示します。

また、錠剤などの経口剤のほかに、**表4-4**に示すようなフェンタニルの72時間徐放型オピオイドの貼付剤が市販されています。この貼付剤は72時間血中濃度を一定に保つことができますので、患者は3日に1度貼り替えればよいわけです。一方で、気分が悪いなどの副作用が出た場合には、簡単に取り去ることができるという利点もあります。2008年には新たに改良製剤も発売されました。それまでは薬物貯蔵層中に有効成分フェンタニルを含むゲルが封入されているリザーバー製剤でしたが（**図4-11左**）、改良型ではフェンタニルを粘着層に溶解させた薄い半透明フィルム状の経皮吸収型製剤です（**図4-11右**）。誤って製剤を切断した際も薬液が流出する懸念がないため、安全性の向上が期待できると同時に、その薄くてしなやかな製剤形状によって貼り心地の向上も図られています。

さらに、がん性疼痛治療薬としては速放性オピオイドも開発されています。これは、突発性の痛みに対応することを目的に開発された剤形で、**表4-4**に示すように、モルヒネ、オキシコドンなどの製剤があります。

ほかに、現在、開発されているのは口腔内崩壊錠を用いた製剤で

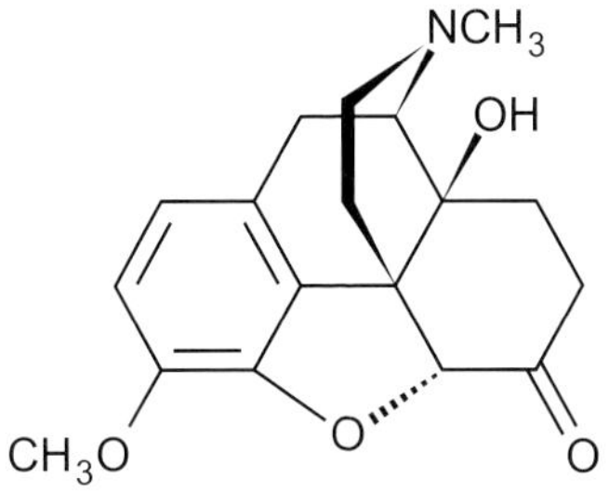

■図4-10　オキシコドン（長時間徐放型オピオイド）の構造式

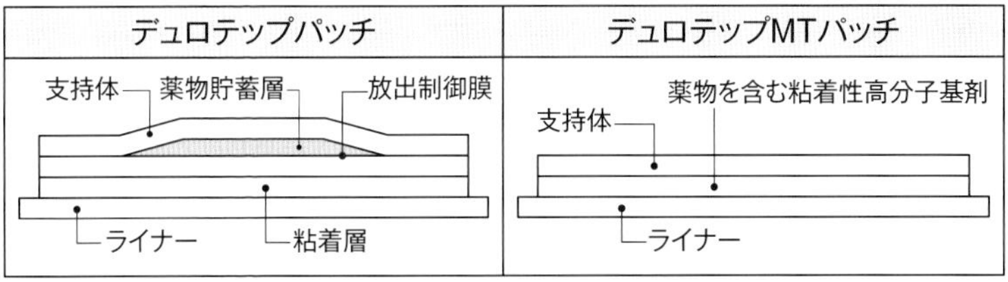

■図4-11　経皮吸収型がん性疼痛治療薬（貼付剤）の新旧製剤の違い（右側が新製剤）

す。口腔内崩壊(口のなかに入れるとすぐに溶け崩れること)の技術は、日本では古くからラムネや落雁などの菓子の製法として用いられてきたものです。いまでは抗精神薬の投与や、寝たきりの患者への薬物投与など、がん性疼痛以外の症状にも適応できるため、創剤の世界でも注目されている技術です。

口腔内崩壊の技術を用いたがんの疼痛緩和剤としては、「OVF」(フェンタニルクエン酸塩バッカル錠)というフェンタニルの口腔粘膜吸収化製剤が開発されました。「OVF」は、がんの持続痛がコントロールされている患者に一時的に起こる急激な痛み(突出痛)に対して、バッカル部位(上大臼歯の歯茎と頬との間)への投与により、即効性の鎮痛効果を示すがん性疼痛治療剤です。薬は速やかに吸収されます。口腔内崩壊錠を調製するために重要なことは、薬の苦みなどのいやな味をマスキングすることです。そのため、香味、糖などを添加しています。味をマスキングするのは、「患者が薬を口に入れてくれなければ、薬は効かない。」という開発コンセプトがあるからです。水なしに口腔内で30秒以内に崩壊して、速やかに薬を放出しますので、場所を選ばずに突然襲ってくる痛みに対応できます。

口腔内崩壊錠は少量の水で崩壊するので、保存には湿度の制御が必要で、水を透過させない特殊なフィルムに包んで販売されます。ラムネや落雁などの菓子で培われた日本の伝統的な製法が応用されていることからも、今後大きく発展する技術として期待されています。

ホルモン徐放性埋入製剤

「リュープリン」、「ルプロン・デポ」、「エナントン」などの製品名で世界中で販売されているホルモン製剤があります。乳がんや前立腺腫瘍の手術後の再発予防目的に約５年間使用されたり、ホルモンによる制がん効果を目的として長期間使用されます。

この製剤は皮下あるいは筋肉中に注射しますが、注射後、１カ月間、血中ホルモン濃度が一定に保たれ、長期間にわたる薬物療法を受ける患者のQOLを著しく向上させます。現在は３カ月作用型の徐放性埋入製剤も販売されています。

主薬は酢酸リュープロレリン（一般名）で、**図4-12**に示すように直径が100～200 μmのミクロスフェア（microsphere；合成高分子や天然高分子に薬物を内包させた球状の製剤）の中に薬が分散しています。ミクロスフェアはポリ乳酸・グリコール酸共重合体（PLGA；poly lactic acid/glycolic acid）でできています。PLGAは生体に対して毒性が無く、適合性が高い合成高分子で、**図4-13**に示すように加水分解によって、最終的には乳酸とグリコール酸まで分解します。そのため、薬剤以外にも手術用縫合糸などの生体に適用する医療用合成高分子として汎用されています。

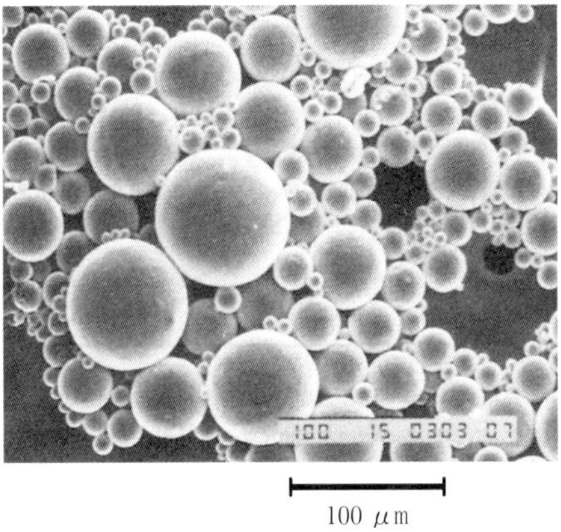

■図4-12　ホルモン徐放性埋入製剤（ＰＬＧＡミクロスフェア）
〔Okada, H., Heya, T., Ogawa, Y. & Shimamoto, T.(1988) J.Pharmacol. Exp. Ther.244, 744-750より引用〕

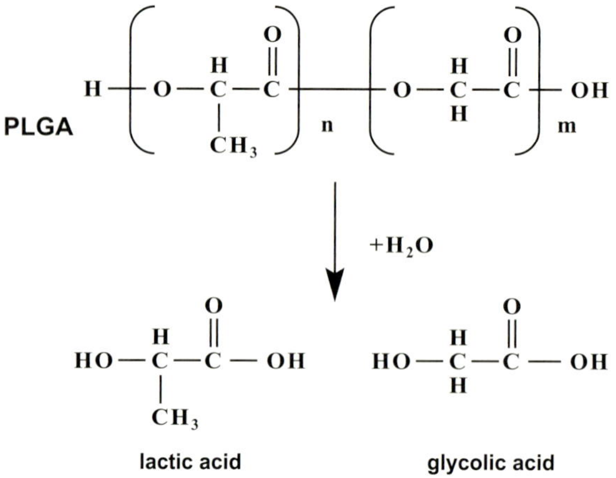

■図4-13　PLGA(ポリ乳酸・グリコール酸共重合体)の加水分解

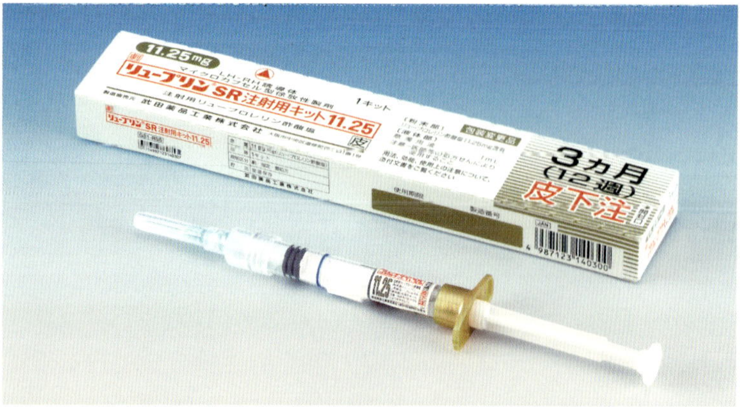

■図4-14　リュープリン®の市販形状　©武田薬品工業株式会社
乾燥状態を保つため注射筒の内部に封入されている。

リュープロレリンのミクロスフェアの直径は100～200μmですので、注射針を通りますが、皮下に注射した後もその場所に留まり、分解にともなって消失します。PLGAの分解にともなって、酢酸リュープロレリンが放出されますので、薬物は1カ月間、有効血中濃度を保ちます。

この製剤は湿度が高いとPLGAの加水分解が起きますので、保存中は完全に乾燥状態であることが重要で、**図4-14**に示すように、注射筒の内部に封入された形で販売され、使用時に分散液を注射筒内部に入れて使用されています。

固形腫瘍治療のためのナノDDS

特定の細胞に刺激を与え、それ以外の細胞には影響しないためには、薬の標的化（ターゲティング）が必要になります。標的化には受動的標的化（パッシブターゲティング）と能動的標的化（アクティブターゲティング）があります。受動的標的化は疾患をもった生体側の性質を利用した標的化で、能動的標的化は、標的部位に発現している抗原に対する抗体や標的部位に発現している糖鎖受容体に結合しやすい糖鎖を利用した標的化です。

現在成功しているのは、受動的標的化です。この標的化にはミクロスフェア、リポソーム、ナノ粒子などのキャリア（担体）がよく用いられます。薬物分子はこれらのキャリアに包まれた微粒子として血液を介して投与されますので、投与後に急激に薬物の血中濃度が上昇するのを抑えて徐々に放出されます。

キャリアが注射された後に体内でどのように分布するかは、キャリアの粒子径に依存します。直径12μm以上の粒子を静脈から投与すると肺に蓄積しますが、目的とする臓器の近くの動脈から投与すると、標的臓器に蓄積します。肝臓がんの治療では、この肝塞栓療法が用いられています。粒子径が0.2～3μmの粒子は静脈から投与すると肝臓に蓄積します。0.2μm以下の粒子（ナノ粒子）は肝臓にも蓄積しますが、がんや炎症を起こしている臓器に蓄積します。

図4-15に示すように、静脈から投与したナノ粒子が、がん組織に蓄積するのは、がん組織の周辺の血管構造に欠陥があって、粒子が漏れ出しやすいからです。がん組織は低酸素状態になっていて、がん組織の内部に新たな毛細血管を呼び込みますが、毛細血管の形成が正常組織に比べて速いために、この血管網は無秩序で血管透過性が高く、内容物が漏れ出しやすくなっています。そのため、高分子薬剤、たんぱく質、油を動注あるいは静注すると、これらの物質が腫瘍部に選択的に捕捉され、長時間にわたり局所に留まります。つまり、ナノ粒子は局所性持続製剤となって、全身性の副作用を軽減できます。このような腫瘍細胞の毛細血管の特徴を利用した効果をEPR効果(Enhanced Permeability and Retention effect of macromolecules and lipids)と呼び、がん組織への受動的標的化

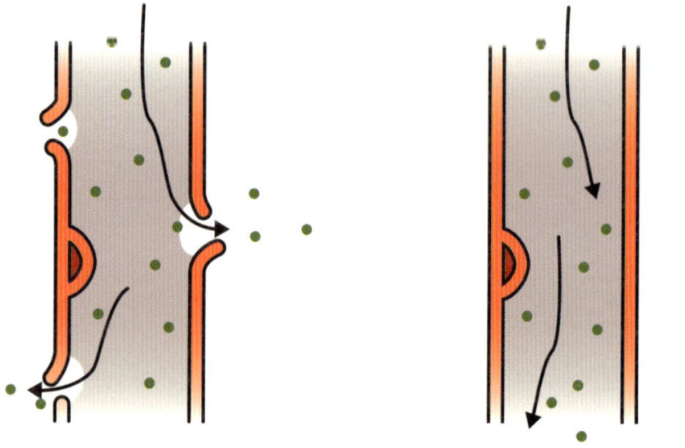

■図4-15　ナノ粒子の受動的標的化(ＥＰＲ効果)

EPR効果：Enhanced Permeability and Retention effect。腫瘍組織内部にできやすい毛細血管の特徴を利用して、ナノ粒子などを腫瘍部に選択的に蓄積させることができる効果。

の重要な因子となっています。また、高分子物質は血中やリンパ系への回収が乏しいので、これらの物質は長時間腫瘍部位に停滞することができます。

ステルス・リポソーム製剤（ドキシル）

ドキシルという固形腫瘍を治療するためのリポソーム製剤が発売されています。**図4-16**に示すように、リポソームは脂質の2重膜でできていて、内部に水溶性薬物を閉じ込めることができる薬物担体(キャリア)です。ドキシルでは内部にドキソルビシン（アドリアマイシン）という抗腫瘍薬（DNA,RNA逆転写阻害薬）が封入されています。構造式を**図4-17**に示します。

普通のリポソームを血液中に投与すると、マクロファージなどの免疫担当細胞に異物と認識されて排除されてしまいます。そこで、

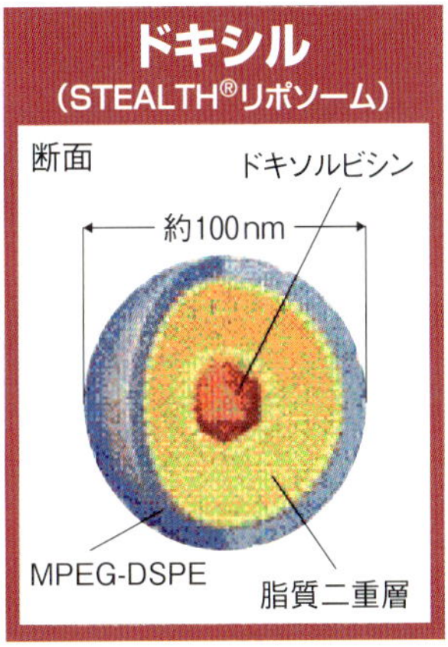

■図4-16　リポソームの脂質２重膜構造

©ヤンセンファーマ株式会社

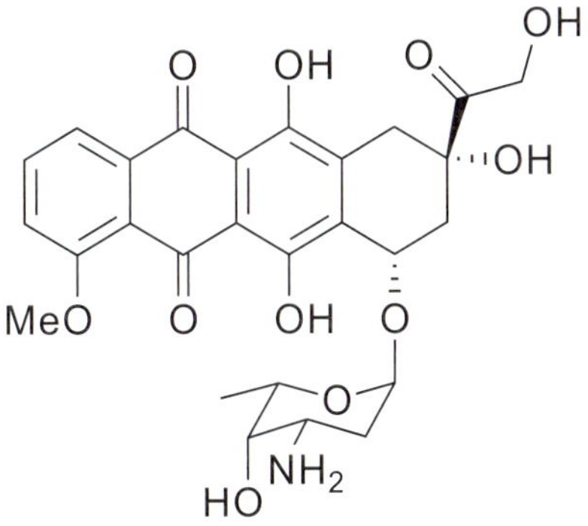

■図4-17　抗腫瘍薬ドキソルビシン（アドリアマイシン）の構造式

ドキシルではリポソームの表面にポリエチレングリコール（PEG）という水溶性高分子を付けました。PEGが林のようにリポソームを取り囲んで水の層を作りますので、マクロファージに異物と認識されないわけです。

ドキシルは湾岸戦争の時代に開発されましたので、ステルス（STEALTH®）リポソームと呼ばれています。ステルスとは、「こっそり」「隠れる」などの意味ですが、軍用機、軍艦、戦闘車両などの兵器をレーダーなどのセンサー類から探知されにくくする軍事技術の総称です。そこで、マクロファージに探知されにくいリポソームと言う意味で、ステルス（STEALTH®）リポソームと命名されました。

ドキシルは投与直後は全身に分布していますが、24時間後には足のカポジ肉腫に集積し始めます。96時間後には肝臓と腎臓（代謝して排泄する臓器）には残りますが、それ以外は肉腫に集積します。ドキソルビシンは水溶性の薬物ですから、点滴で静脈から投与できますが、同じ量のドキソルビシンをドキシルで投与すると、脱毛という副作用が現れないことが知られています。

アブラキサン

腫瘍治療にタキソール（一般名パクリタキセル）という薬が用いられます。天然由来（イチイの樹皮から抽出）成分で少量しか存在しないために臨床応用できませんでしたが、全合成に成功したために治療に使用可能になりました。**図4-18**に構造式を示します。

タキソールは非常に水溶性の低い化合物なので、点滴静注するためにはクレモフォアELという溶解補助剤を使います。クレモフォ

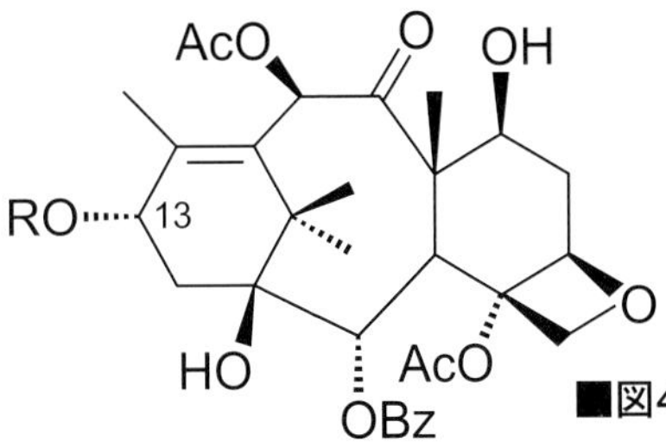

■図4-18　抗腫瘍薬タキソール（パクリタキセル）の構造式

アELはヒマシ油に同量の無水エタノールを加えた溶剤で、この溶解補助剤を使用することで、パクリタキセルの副作用（末梢神経障害、好中球減少、脱毛、悪心、粘膜傷害、関節痛、筋肉痛）が増大し、患者のQOLが著しく低下していました。

そこで、溶解補助剤としてクレモフォアを使わずにパクリタキセルを投与できるナノDDSが誕生しました。パクリタキセルをヒト血清アルブミンを含有する0.9％食塩水中に分散して、高圧ホモジナイザー（物質をナノサイズにできるミキサー）で処理した製剤です。ナノサイズのパクリタキセルの表面にヒト血清アルブミンが吸着して分散安定性が保たれています。

日本では、アブラキサンとして販売されました。アブラキサンは、新規パクリタキセル製剤として、既存薬と同等以上の薬効をもちながら、安全かつ簡便という優れた特性をもっています。

ナノDDSとは

ナノ製剤には２つの考え方があります。一つはドキシルのように、生体内で分解するナノサイズのキャリアに薬物を運ばせるナノキャリアの考え方です。キャリアには、ナノスフェア、リポソーム、エマルション、ナノカプセル、リピッドナノサスペンション、ポリマーミセルなどがあります。

もう一つはアブラキサンのように、薬物本体がナノサイズになっているナノサスペンションの考え方です。半径1mmの粒子から半径10nmの微粒子が10^6個できて、表面積は100倍になります。薬物の溶解速度は薬物の半径に依存しますので、半径が1/100になれば溶解し終わるまでの時間が1/100になります。ナノサイズの物質は、溶液でなく、バルク(界面と接しない物質本体)でない性質をもつことが特徴です。

では、ナノサイズでなければできない治療とは何でしょうか？たとえば、「固形腫瘍治療のためのナノDDS」のところで述べたように、EPR効果を利用することで、がん組織へより効果的に薬物を届けることができます。また、血液中で網内系への取り込を減少させることで、体内循環時間を増大することができます。さらには、今まで到達させられなかった部位へ薬物を送り届けることができます。

最近の研究では、ナノサイズのPLGA微粒子に制がん剤を入れて脳腫瘍の治療が試みられています。また、ナノサイズにすれば、皮膚の被覆性が高まりますので、経皮吸収製剤に適用できると考えられています。

吸入製剤

経粘膜吸収製剤として、鼻粘膜や呼吸器から薬物を吸収させる製剤が開発されています。肺は60種類以上の細胞から構成される臓器で、そのおもな機能はガス交換ですが、高分子の生物学的利用率が体外に開いた他の部分よりもはるかに高いという特徴をもちます。肺胞の表面積は約100m²と消化管の約1/2の広い面積をもち、空気から血液までの距離が0.4μmと短いため、たんぱく質の吸収部位として注目されてきました。一方で、肺胞にはマクロファージという免疫担当細胞が存在して、外から吸気に混ざって入ってきた異物を排除しています（**図4-19**）。

肺や呼吸器から感染する感染症（肺結核やインフルエンザ）を、呼吸器から薬物を局所投与して治療する経肺吸収製剤が研究されてきています。肺結核は呼吸器から感染した結核菌が肺深部の肺胞内部に存在する肺胞マクロファージ内部で増殖して慢性化していく治療が困難な病気です。現在の治療は、数種類の苦い錠剤を３カ月間毎日飲み続ける方法で、患者さんの忍耐力に頼った治療法です。

そこで、結核菌が感染したのと同じ経路で、肺内部に薬を直接投与して結核を短期間に治す研究が進んでいます。リファンピシン

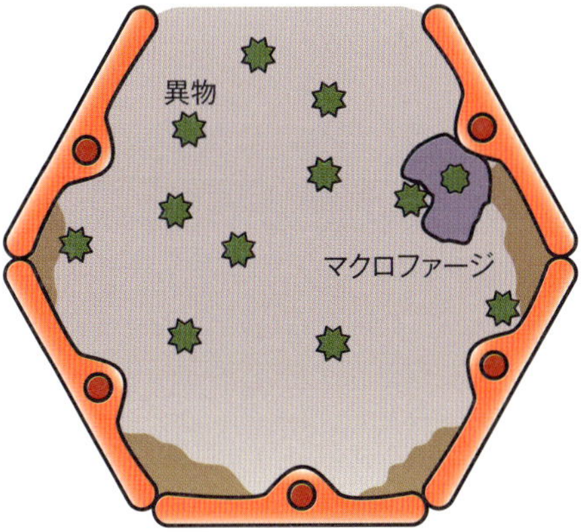

■図4-19　肺胞マクロファージによる異物の取り込み

肺胞マクロファージは２～３μmの微粒子を取り込みやすいが、１μm以下の微粒子、ナノ粒子は取り込みにくい。マクロファージの取り込みを回避するためには、ナノサイズが有利である。

(RFP) という結核治療薬をPLGAに内包して2～3μmの微粒子にして肺胞マクロファージに投与すると、効率よく肺胞マクロファージに取り込まれます。

BCG (弱毒化結核菌) を取りこんでいる肺胞マクロファージにRFP/PLGAミクロスフェアを投与すると、溶液としてRFPを投与した場合に比べて、はるかに高いBCGの殺滅効果が得られました。この場合は肺胞マクロファージ内部に住み着いた結核菌を殺滅するのが目的ですから、肺胞マクロファージに異物として認識され取り込まれやすい大きさ(2～3μm)の微粒子を使用しました。

インフルエンザはインフルエンザウイルスによる急性感染症の一種であり、感染経路は咳・くしゃみなどによる飛沫感染で、経口・経鼻で呼吸器系に感染します。感染した後のウイルスの潜伏期間は、通常1～2日、最大7日までと言われています。この期間にインフルエンザウイルスは、のどや気管支で増殖します。そこで、のどや気管支に直接届いてウイルスの増殖を抑える吸入型の粉末薬としてラニナミビル (イナビル®) が開発されました。今までに使われていた錠剤(経口投与剤)ではなく、吸入型のインフルエンザ治療薬です。インフルエンザウイルスが感染したルートと同じルートで薬を送りこみ、ウイルスが増殖している部位に薬を効率的に届ける呼吸器を介したDDSです。

しかも、イナビル®は長時間作用型ノイラミニダーゼ阻害剤を用いているため、治療は1回で完結して、タミフル®の5日間投与と同等の効果を示します。1回で治療が完結する点が最大の特徴で、5日間投与の製剤で懸念される薬の飲み忘れやそれによる病状の悪化などを防ぐことができるメリットもあります。高熱を発して意識が朦朧としている中で５日間タミフルを服用する必要がなく、患者のQOLを向上させ、今後のインフルエンザ治療における新たな選択肢になると考えられます。

参考図書

1）寺田　弘「薬の効き方効かせ方：その仕組みから先端技術DDSまで」オーム社　2009
2）NPO法人システム薬学研究機構「薬効力：72の分子標的薬の作用」オーム社　2012

第 5 章

再生医工学

第　1　節

組織工学の手法を用いた再生医療

病気やけがをしたときの治療法として、本書ではこれまでに薬物治療とその先端応用であるドラッグデリバリーシステム、移植医療と人工臓器による治療方法を見てきました。それらに用いられる材料は、実際に命を守る現場で使われています。

一方で、移植医療においては、移植可能な臓器は心臓死、あるいは脳死された方やそのご家族からの善意によって提供されており、移植が必要な患者さんに対してその数は日本だけでなく世界で不足しているのが実情です。また、人工臓器治療は、それぞれの臓器の一部のみを代替していて、すべての機能を代替しているわけではありません。

そこで、新しい概念として再生医療(regenerative medicine)という考え方が1990年代以降盛んになってきています。工学的な見方からする場合は、英語ではTissue engineering(組織工学、再生医工学)といういい方がされていて、再生医療は生物を主体に考えた場合にいわれる用語のようです。たとえば、私たちのからだのすべての組織の元はたった一つの受精卵ですが、この受精卵が何度か分裂・増殖を繰り返した後できる胚盤胞から得られる胚性幹細胞(Embryonic stem cell；ES cell)や、2012年にノーベル・医学・

生理学賞を受賞された京都大学の山中伸弥先生が皮膚細胞から作製された多能性幹細胞（induced Pluripotent Stem cell；iPS cell）、あるいは体内に存在する体性幹細胞などが再生医療のための組織作りに使われています。このような幹細胞を用いて組織を作り上げていく方法を再生医療といいます。

一方、再生医工学（Tissue engineering）が人工臓器・移植医療と並ぶ先端治療の新しい潮流になってきたのは、1993年にマサチューセッツ工科大学のR. Langer教授とハーバードメディカルスクールのJ. Vacanti教授が、体内で加水分解する高分子であるポリ乳酸からヒトの耳（耳介（じかい）といいます）の形をした多孔性マトリックスを調製し、ここに軟骨細胞を培養してマウス（ハツカネズミ）の背中に移植し、耳を再生させることができることを各種メディアに発表してからです。この研究は、次の研究を発展させたものとみることができます。

つまり、この発表よりも以前から、やけどやあざの治療では、皮膚を移植するためにコラーゲンゲルなどの表面で患者さんから切手大の皮膚細胞を取って培養し、はがき大の培養皮膚を何枚も作成して移植する、という方法がとられていました。コラーゲンゲルはこの場合、生体内分解性の人工材料と見なすことができるため、人工材料の上で細胞を培養した培養皮膚は、再生医工学（組織工学）の一手法と見ることができます。培養皮膚は人工皮膚とも呼ばれ、現在、医療現場ではやけど治療やあざ治療において重要な役割を果たしており、広い意味で再生医療ということができます。

では、つぎの節から再生医工学、組織工学の手法を用いた再生医療の実際を見ていきましょう。

第 2 節

生分解性材料を用いる再生医療

生分解性材料の種類とマトリックスの調製

生体内分解性材料とは、体内で起こる種々の化学反応によって代謝・分解され、最終的には体外に排泄されるものです。**表5-1**にその例を示しました。代謝・分解されるまでの時間は、材料によって、また同じ材料でも分子量や結晶化度などによって大きく異なること

■表5-1　生体内分解性（生体吸収性）材料の例

分類	材料	具体例	分解特性
人工材料	ポリエステル	ポリ乳酸、ポリグリコール酸、ポリ（ε-カプロラクトン）、ポリ（乳酸グリコール酸）、ポリ（乳酸-ε-カプロラクトン）、ポリ酸無水物	非酵素分解（加水分解等）
	その他	ポリシアノアクリレート類、ポリホスファゼン、ポリカーボネート、プルロニックTM	
生体由来材料	ペプチド・タンパク質	ペプチド、タンパク質、コラーゲン、ゼラチン	酵素分解：ペプチダーゼ、ペプシン、パパイン、コラゲナーゼ
	多糖	キチン、キトサン、ヒアルロン酸、アルギン酸	リゾチーム、アミラーゼ、ヒアルロニダーゼ

が知られています。

これらの材料を再生医療や組織工学に応用するためには、それぞれの材料表面に目的とする組織の細胞が接着し、その後増殖することが求められます。さらに、細胞が接着・伸展・増殖するためには、細胞接着や増殖に適したタンパク質の吸着、あるいは細胞からのタンパク質の産生が必要になります。

一方で、動物由来のコラーゲンなどのタンパク質は、体内に入れた場合に免疫反応が起こって拒絶されたり、未知の病原物質が入るなどして問題がおこったりする場合があるため、取扱に注意が必要といわれています。

では、どのように組織特異的な構造を作製していくのか、以下にお話していきましょう。ここでは、生分解性合成高分子のポリ乳酸を例に説明します。ポリ乳酸は、水には溶けない高分子です。したがって、有機溶媒に溶解させます。このとき、大量の食塩の粒をポリ乳酸溶液に加え、型に入れます。溶媒が蒸発するとともに、ポリ乳酸が析出しますが、このポリ乳酸には食塩が混ざっています。

ポリ乳酸が完全に固まったら、これを水の中にいれて食塩を溶かすと、細かな穴の開いた構造体（多孔性マトリックスといいます）ができます。ここに細胞を接着させて培養すると、生分解性多孔性マトリックスに細胞が増殖します。これを移植して組織形成できるかを調べます。

有機溶媒は、生体に触れると問題を起こす場合もあるため、ポリ乳酸の粉を印刷するように目的の箇所に吹き付けて固める方法をとる場合もあります。ポリ乳酸の粉の粒の大きさで多孔性にすることもできるほか、最近は三次元プリンタがありますので、３次元構造

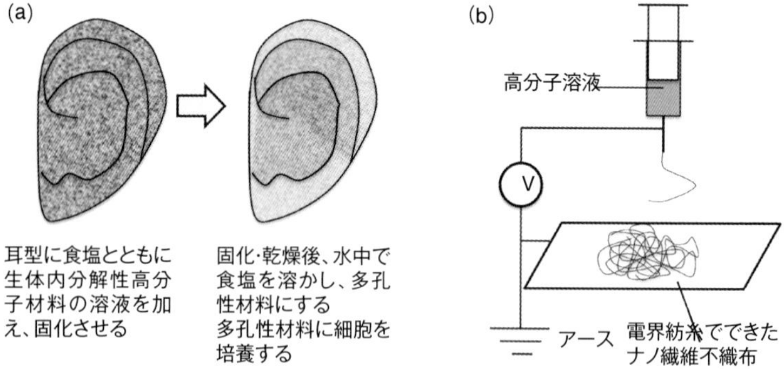
(a)
耳型に食塩とともに
生体内分解性高分
子材料の溶液を加
え、固化させる
固化·乾燥後、水中で
食塩を溶かし、多孔
性材料にする
多孔性材料に細胞を
培養する
(b)
高分子溶液
V
アース
電界紡糸でできた
ナノ繊維不織布

■図5-1　生体内分解性材料を用いた３次元足場の作成
(a)食塩を用いた多孔性材料　(b)電界紡糸による三次元足場の作製

の多孔性マトリックスを容易に調製することもできます。

さらに、最近では、電界紡糸(Electrospinning)法により、ナノ繊維からなるマトリックスの調製も可能になっています。電界紡糸法のコンセプトを**図5-1**に示します。ポリ乳酸などのポリマー溶液を入れた注射器の注射針と、ターゲット(電界紡糸したマトリックスが堆積する表面)との間に、数～数十kVの電圧をかけると、注射器から押し出された液が数十～数百nm(1nmは1mの10億分の1)の繊維状になってターゲット表面に堆積し、ナノファイバー不織布のような構造体ができます。

生分解性マトリックスを用いた再生医療研究

① 骨・軟骨、血管の培養組織をつくる

このようにして調製した生分解性材料からなる多孔性マトリックスに細胞を培養して、目的の組織を作製します。ポリ乳酸を用いた場合は、ポリ乳酸自体が疎水性のため、そのままでは細胞が接着し

ませんが、培養液中に含まれるタンパク質がポリ乳酸の多孔性マトリックス表面に吸着し、ここに細胞が接着・増殖します。たとえば、軟骨細胞を培養すれば、培養軟骨組織が、骨細胞を培養すれば、培養骨組織がそれぞれ構築できることになります。

軟骨は骨に比較すれば柔らかい組織ですが、ポリ乳酸のマトリックス自体が比較的硬い材料のため、骨・軟骨のような硬組織とは異なる血管や臓器などの柔らかい組織を構築する研究は初期には行われていませんでした。材料に柔軟性をもたせないと、硬い材料が柔らかい組織を傷つける恐れがあります。そこで考えられた方法が、ポリ乳酸の原料であるラクチドとε-カプロラクトンとを共重合し、柔軟な材料にする方法です。

実際、新岡俊治医師（当時東京女子医科大学、現Yale University School of Medicine, 准教授）は、ポリ（乳酸-ε-カプロラクトン）を使って、多孔性マトリックスを構築し、患者さんの血管細胞を培養して血管様構造体を調製しました。そして、この血管様構造体を、肺動脈が欠失した小児の患者さんに移植しました。**図5-2**は手術前

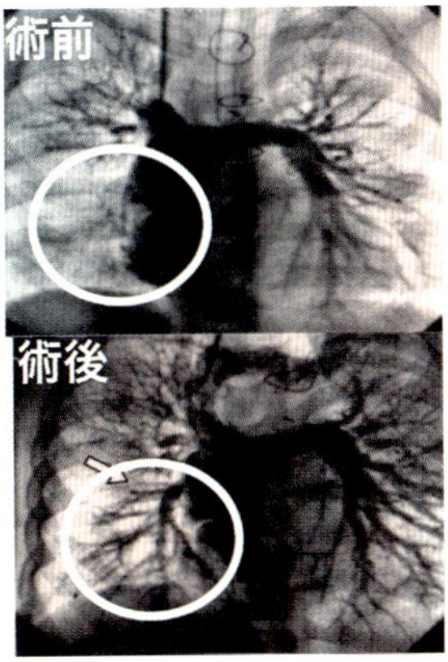

■図5-2　生体内分解性材料を用いた血管の再構築（東京女子医科大学新岡俊治医師2001年発表）

と手術後のX線により血管造影を行った画像です。

手術前は右肺下部の血管が造影されていません。このことは、患者さんの右肺では、左肺のように肺全体が酸素と二酸化炭素とを交換する役割ができていないことを示しています。そこで、新岡先生はこの部分に患者さんの血管細胞を培養した生分解性多孔性マトリックスを移植し、しばらくしてから血管造影を行ったところ、右肺下部にも血管が造影され、右肺でも効率的に酸素-二酸化炭素間のガス交換ができるようになりました。

移植した生分解性多孔性マトリックスは1年以上かけて徐々に分解する一方、移植前に培養した患者さん本人の細胞や、体内移植後の増殖、周辺組織からの細胞の侵入・増殖により、最終的には患者さんの細胞からなる血管組織が構築されます。このことは、最終的には小児患者の成長とともに、血管組織も成長可能な治療法となるため、きわめて効果の高い治療法ということができます。

一方で、この方法は必ずしも万能ではないこともわかっています。たとえば、通常の大動脈の場合は、第1章第2節の「心臓の働き」で示したように大きな血圧が掛かっています。そのため、第1章第1節「人工血管」で示したように血管の中膜組織である平滑筋層が厚くなっています。ところが、生分解性多孔性マトリックスは、この血圧に耐えうるだけの機械的強度をもっていないために、動脈へ適用すると、この人工血管部分から血液が漏れ重篤な問題を起こす可能性があります。したがって、現時点では、圧力の掛からない血管組織への適用のみが検討されています。

② 三次元の組織を再生する

私たちの体の中では、細胞は細胞外基質タンパク質に接着して存在することをすでに述べました。３次元構造の組織を効率よく調製するためには、３次元構造をもつ組織様のマトリックスを使う方法が有効であると考えられます。一方で、類似構造をもつ動物組織を使った場合は、動物細胞に対する免疫反応が起こり、その組織は非自己として排除反応が起こります。そこで、動物組織から動物細胞を効率的に除去する方法が検討されました。

動物細胞を除去するためには、たとえば界面活性剤で処理をする方法があります。界面活性剤は、食器の洗浄や衣類の洗浄に使われ、あるいはシャンプーなどにも含まれる成分です。これが細胞に作用すると、細胞膜の構造を破壊するために、細胞は死滅します。その後、十分に洗浄すると細胞外基質タンパク質のみからなる組織様構造体が得られます。これを目的部位に移植すれば、体の細胞が組織様構造体に入り込み組織が再生されるという方法です。

しかし、界面活性剤は厚みのある組織内部の細胞に作用しづらく、問題があることが指摘されています。そこで、東京医科歯科大学の岸田晶夫教授と大阪工業大学の藤里俊哉教授は、高圧下で組織の細胞を効率的に破砕する技術を確立しました。この方法では、厚みのある組織であっても、その内部の細胞が効率的に除去されるため、細胞外基質タンパク質のみからなる組織が得られました。この組織は、タンパク質であるため、生分解性を有すると考えられますが、一方で、体内では細胞の足場として作用し、効率的な組織形成の場として重要な働きをすることが示されました。

実際、**図5-3**に示すように、高圧処理した組織にはその深部にも

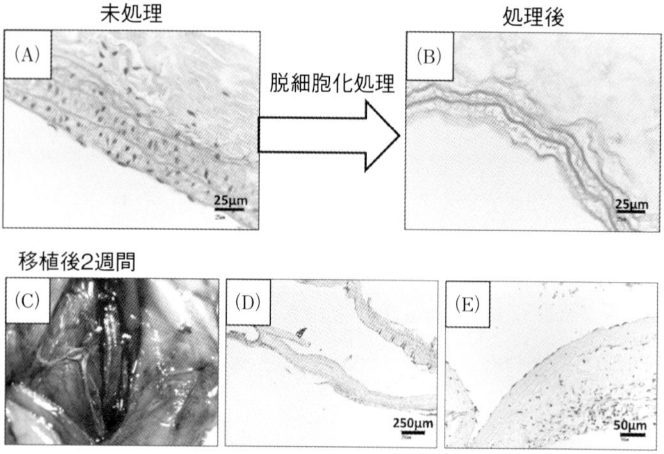

■図5-3　ラット頸動脈の脱細胞化処理と同所移植２週間後の組織観察

(A)未処理ラット頸動脈
(B)脱細胞化ラット頸動脈：細胞核(濃い染色像)がみられず、脱細胞化されていることが分かる
(C)移植後２週間の所見：破裂、瘤形成、癒着がみられない
(D)移植後２週間の内腔の組織像：開存しており、内部に血栓形成などもない
(E)移植後２週間の血管襞の組織像：内皮細胞が内腔面に存在し、組織内への細胞浸潤も観察される

(東京医科歯科大：岸田晶夫教授より提供)

まったく細胞は存在しないのに対し、これを移植した組織では、移植組織周辺部からの細胞の侵入によって、新しい組織形成が起こっていることがわかりました。この方法は、血管や角膜などの組織の構築に応用され、三次元組織の形成に役立つ細胞外基質からなる組織であることが明らかにされました。

この方法では、生体の細胞外基質タンパク質のみを用いて、その細胞外基質タンパク質の構造を細胞が認識して組織形成されるという特徴的な性質をもつ点で新しい手法と思われます。

第 3 節

細胞シートを用いる再生医療

細胞を培養する

一般に細胞生物学、生化学などの分野では、細胞を培養し、その細胞の機能や産生したタンパク質などの評価を行います。このとき、細胞を培養するのに用いる基材は、ポリスチレンを成型して得られた培養皿（ペトリディッシュ）や、はがき様の平面をもつT-型フラスコ、さまざまな面積の培養表面をもつプレート、などがあります。ポリスチレンそのものの表面では細胞接着性が乏しいため、通常は表面処理が行われています。

このような培養皿表面で培養した細胞を回収したいとき、細胞と細胞の間の接着に関わるカルシウムイオンをキレートするエチレンジアミン-*N,N,N',N'*-四酢酸-2-ナトリウム塩（EDTA）と、細胞と培養皿の間に分泌・吸着したタンパク質を分解する酵素のトリプシンの混合溶液を培養している細胞に振りかけ、細胞をばらばらにして回収する方法がとられます。一方で、この操作では、培養したままの状態で細胞を回収することはできません。

温度変化を利用して培養細胞をシート状に回収する

東京女子医科大学の岡野光夫教授は、環境の温度変化で物性が変わる材料の研究をする過程で、この材料を培養皿表面に修飾すれば培養した細胞を酵素処理しなくても回収できるのではないか、と考えました。ここで用いた高分子は、ポリ（*N*-イソプロピルアクリルアミド）（PNIPAAm）です。

この高分子の構造を**図5-4（a）**に示しました。また、この高分子を水に溶解し、PNIPAAm水溶液の温度変化に応答した溶液の様子を**図5-4（b）**に合わせて示しています。**図5-4**から、PNIPAAmは32℃以下の温度では水に溶解して透明ですが、この水溶液を32℃よりも高い温度にすると、水に溶けなくなります。

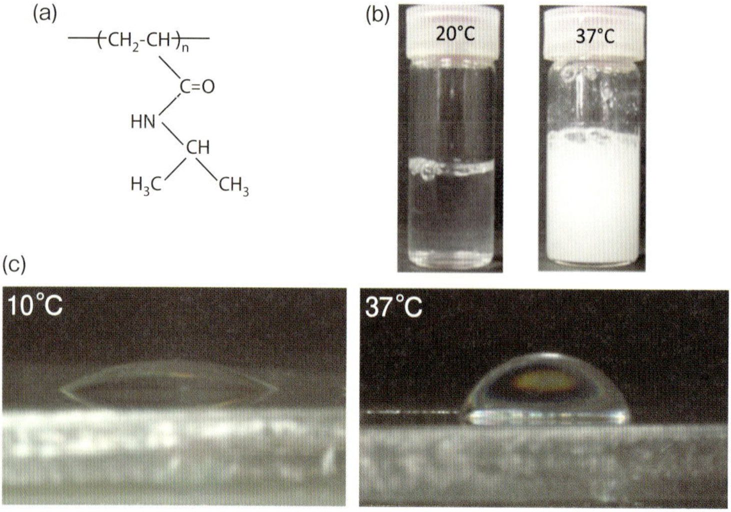

■図5-4
（a）ポリ（*N*-イソプロピルアクリルアミド）（PNIPAAm）の構造
（b）温度変化に伴うPNIPAAmの水溶性変化
（c）温度変化に伴うPNIPAAm修飾表面上での水滴形状（女子医大小林等作成）

水に溶けなくなる、ということは、つまり高分子が疎水的になることを示しているので、温度変化に伴う性質の変化を固体表面に導入すれば、PNIPAAm修飾表面は32℃よりも低い温度では親水性、32℃よりも高い温度では疎水性になり、この変化は可逆的に起こります。

実際、**図5-4(c)**に示したようにPNIPAAm修飾表面に同じ量の水滴をたらしたとき、10℃で水滴は広がり、一方で、37℃では比較的丸い形態を示しました。これは、10℃では表面に修飾したPNIPAAmが水和して水滴が表面に広がるのに対し、37℃では表面のPNIPAAmは脱水和して比較的疎水性となるために水滴は丸い形状になりました。つまり、表面の温度が変化するとPNIPAAm修飾表面の性質は可逆的に変化したことが水滴の形状の変化から明らかになったのです。

次にこの表面で細胞が接着・増殖するかを血管の一番内側に存在する血管内皮細胞を使って調べたところ、細胞培養用ポリスチレン

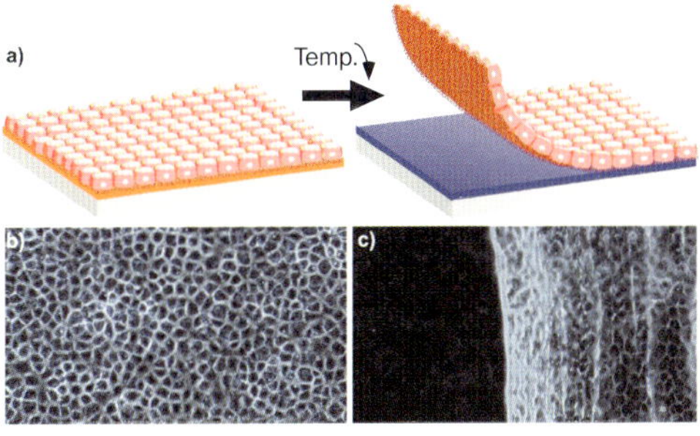

■図5-5
(a)37℃での細胞培養の状態から培養温度を下げると増殖した形状のまま剥がれるときの模式図(津田行子作成)　(b)37℃で培養した血管内皮細胞の顕微鏡写真　(c)20℃にしたときの血管内皮細胞はカーテンをあけるように、培養皿からシート状に剥離する

表面と同等の血管内皮細胞の接着・増殖性を示すことがわかりました（**図5-5b**）。他の細胞を用いても、ほぼ同様の結果を得ることができました。

そこで、細胞が増殖した表面で温度を下げるとどうなるか、次に比較しました。組織培養用のポリスチレン表面で増殖した細胞は、培養温度が20℃になっても何も変化が起こらなかったのに対し、PNIPAAmを修飾した表面では細胞が増殖した状態のまま表面から剝がれました（**図5-5c**）。このことは、**図5-5（a）**に模式的に示したような温度変化のみで細胞が細胞間の接着を維持した状態で脱着するような変化が起こっていることを示しています。このとき剝離した細胞層の底面には、細胞自身が合成・分泌した細胞接着性タンパク質があり、この細胞接着性タンパク質があたかも粘着テープの粘着剤のような作用をすることで、移植部位への細胞層の容易な接着に役立つことがわかりました。

つまり、PNIPAAmを修飾した表面では、治療に必要な細胞を接着・培養することで増殖させ、その後、培養温度を室温程度にまで下げることだけで、容易にシート状の組織として回収することができるので、医療における治療に有効になると予想されました。

さまざまな形状の細胞シートを作る

従来は円形の培養皿の表面にPNIPAAmを修飾して用いますが、たとえばパターン状にPNIPAAmを修飾すれば、PNIPAAmのパターンと同様の細胞組織を得ることが可能になるでしょう。そこで、津田、菊池、岡野らは、0.5mm、あるいは1.0mm径の穴が多数開

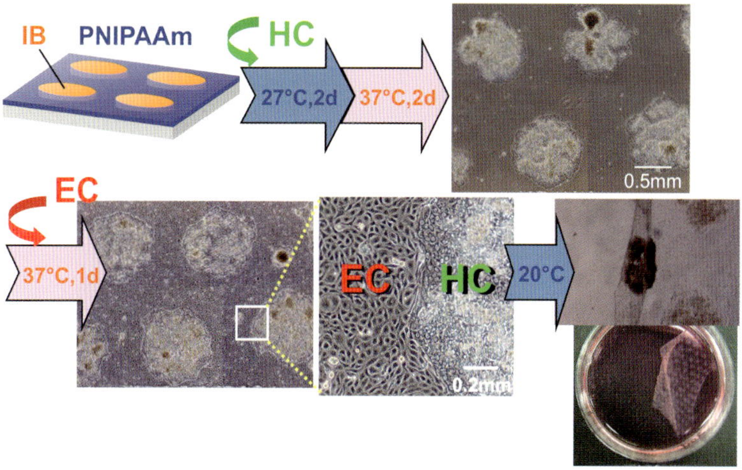

■図5-6　肝実質細胞（HC）と内皮細胞（EC）とのパターン化共培養の実現　Y. Tsuda, A. Kikuchi, T. Okano, et al., Biomaterials, 2005, 26, 1885

いた金属板を用いて、パターン状にPNIPAAmとその誘導体（IB）を培養皿表面に修飾しました。**図5-6**に例を示します。

たとえば、円形パターン上には親水性・疎水性変化する温度が27℃のPNIPAAm誘導体（IB）、その周りに32℃で表面の性質が変化するPNIPAAmを修飾した表面を形成しました。はじめに、27℃で肝臓の細胞である肝実質細胞を培養後、培養温度を37℃にして血管内皮細胞を培養したところ、肝実質細胞は円形ドメインのみに、内皮細胞は肝実質細胞が存在する部位には接着・増殖することなく、円形パターンの周りにのみそれぞれ接着・増殖することがわかりました（**図5-6**）。

では、このパターンで培養した状態のまま細胞シートを剥離することはできるのでしょうか。**図5-6**に培養温度を20℃にしたのちの脱着挙動を示しましたが、パターン状に培養した細胞は１枚のシート状組織として剥離することができました。

このとき、培養する細胞の組合せを調べると、肝実質細胞の周囲に線維芽細胞が存在すると肝実質細胞が産生するアルブミンというタンパク質は肝実質細胞の中にそれほど産生されていなかったのですが、肝実質細胞の周囲に血管内皮細胞が存在すると肝臓組織との構造の類似性のため肝実質細胞からのアルブミンの産生量が多くなることが明らかになりました。このとき、肝実質細胞の接着ドメイン径が小さくなるほどアルブミン産生能が高くなりました。

これらのことは、適切なパターン表面で臓器に特徴的な細胞を組み合わせることによって、生体の機能と同様の機能を持つ複数細胞からなる組織を構築し、かつシート状組織として脱着できることを表します。

さらに、大和、糸賀、岡野らは、半導体の微細加工プロセスと同様に、可視光に反応するレジスト剤を塗布した表面に、コンピュータ上で作図した画像を、顕微鏡用レンズを備えた液晶プロジェクタから縮小投影することで、パターン形成を行い、レジストがない表面でのみPNIPAAmや細胞非接着性のポリアクリルアミド（PAAm）などを重合することで、細胞の接着ドメインがコントロールされた表面を構築することに成功しています。

これにより、コンピュータ上で作図した状態と同様の縮小パターン表面で、パターン通りの細胞接着を実現しました。津田、大和らは数μmのラインパターン幅を持つ表面を調製し、ここに血管内皮細胞を播種・培養すると血管内皮細胞はラインパターンの上でのみ増殖し、共焦点レーザー顕微鏡で確認したところ、ラインパターン上で管腔構造を形成していることが明らかになりました（**図5-7**）。

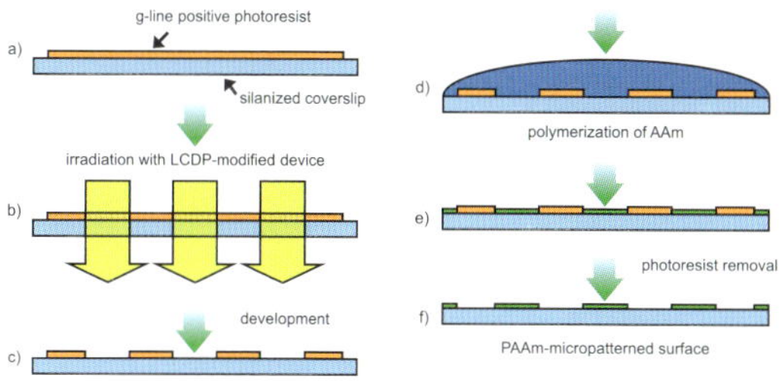

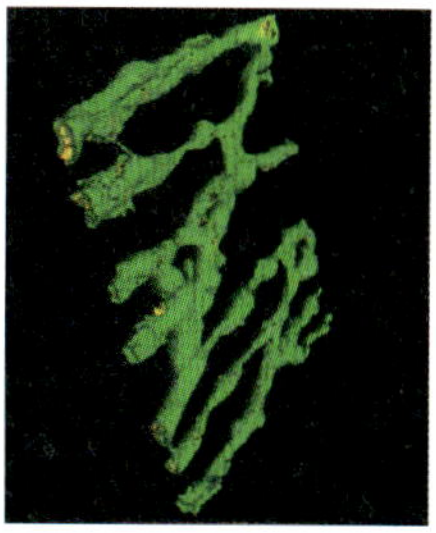

毛細血管網の構築

■図5-7　フォトレジストを用いたマスクレス光重合によるパターン化表面の調製

（Y.Tsuda, et al., Adv. Mater. 2007,19,3633-3636より）

このことは、毛細血管を作成できることを示しており、他の細胞シートと重ねて体内に移植すると移植した組織への体からの血液供給が容易に行える可能性があります。

細胞シートを用いた組織再生～治療法の確立に向けて

① 角膜

化学実験室で、保護めがねを適切に用いなかったために、アルカリ性溶液がはねて目に入ってしまう事故が起こる可能性があります。アルカリ性溶液が目に入ると、黒目の表面に存在する透明な角膜上皮組織が失われ、白目部分の結膜細胞が血管を伴って角膜上皮組織が欠失した表面に増殖します。

このような状況では、視力の大幅な低下が起こり、ものを見るという目の役割が失われます。同様に、ある種の薬物の副作用の結果、角膜組織が失われる場合もあります。このような場合、心臓死や脳死された方から角膜を提供いただき、移植する方法がとられます。

大阪大学の西田幸二教授らは、PNIPAAmを修飾した培養皿から細胞を培養した状態を維持したまま回収できることに着目し、健常な目の角膜輪部（黒目と白目の境）に存在する輪部幹細胞をPNIPAAm修飾培養皿上で培養し、角膜上皮細胞からなる細胞シートを作成しました。作成された角膜上皮細胞シートは、透明で、血管内皮細胞などの細胞の場合と同様に、細胞の下層には細胞接着性タンパク質を有することがわかりました。

この細胞シートを、黒目部分から結膜組織を切除後の患者さんの目に載せると、縫合をいっさい行わなくても細胞シートが患部に接着し、その状態が維持されることが明らかになりました（**図5-8**）。

さらに研究を進めたところ、口の内部の粘膜上皮細胞は、角膜上皮細胞と同様に透明な細胞シートを形成し、これを患部に貼付すると角膜上皮細胞組織へと形質が変換されることがわかりました。患者さんの口の細胞を用いれば、両目に問題のある患者さんも治療が可能になると考えられるのです。

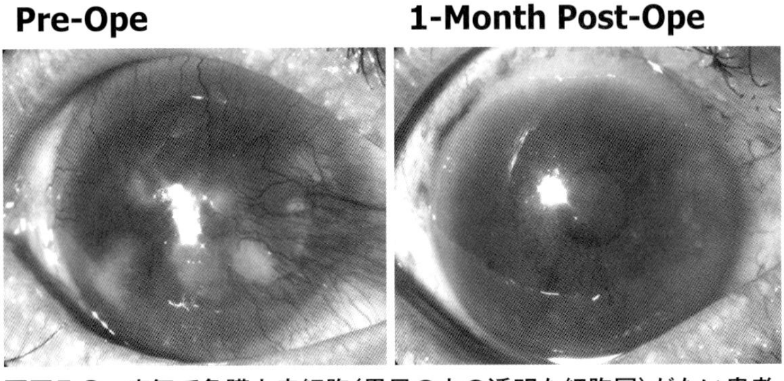

■図5-8　病気で角膜上皮細胞（黒目の上の透明な細胞層）がない患者さんの目に角膜輪部から得られた細胞を培養して移植すると、1ヶ月後にはまったく透明な角膜組織が再生した

（Nishida, Yamato, et al., N Engl J Med 2004;351:1187-96より引用）

実際、フランスで臨床試験が実施され、多くの患者さんの角膜移植が行われた結果、すでに十分治療効果があることが実証されています。もう少しすれば、実際の医療として広く用いられるようになる段階まで来ています。

② 心筋組織

第１章の人工心臓の項目でも述べたように、心不全の治療には不全部位の代替をする人工心臓の役割は重要です。一方で、最近臨床応用された体内埋め込み型補助人工心臓であっても、バッテリや制御装置を携帯する必要があり、少なからず患者さんには不便な状況であることに代わりはありません。

根本的な治療は心臓移植ですが、移植を希望する患者さんに対し十分な臓器提供がある状態ではない問題があります。そこで、心臓の筋組織である心筋組織を構築できれば、この組織を移植して治療を達成することが可能になるでしょう。

東京女子医科大学の清水達也教授は循環器内科医ですが、岡野教授が開発したPNIPAAm修飾表面を使い組織再生ができるという研究内容に興味を持ち、岡野教授のグループに参画し、この表面を使って不全心の治療をする心筋組織の再生を目指して研究を行いました。

この過程で、新生仔ラットの心臓の細胞をPNIPAAm修飾培養皿上で培養を行うと、培養経過とともに、自律的に拍動する細胞組織が形成されました。この培養心筋細胞シートを２層重ねて実験動物の皮下に移植すると、移植を受けた動物からは、本来の心臓由来の心電図のほかに、皮下に移植した心筋組織からの心電図との両方が観測され、移植後も十分心筋組織が機能し、拍動を継続することがわかりました。そこで、心不全状態になったラットの心臓にこの心筋細胞シートを移植したところ、心臓から拍出される血液の量が正常範囲にまで改善することがわかりました。

ヒトの心臓を治療する場合は、ある程度厚く、かつ全体が自律的に拍動する組織が必要になると考えられます。そこで、清水教授らは、培養心筋細胞シートを重ねて、重層化組織を作ることを計画しました。単純にシートを重ねていけば重層化は可能です。ところが、ある程度以上の厚みをもつ組織になるまで細胞シートを重層化すると、内側の細胞は、十分な栄養分が到達できないために、中間層の細胞が壊死してしまい心筋の機能を十分発揮できません。

そこで、3層ごとに重層化を繰り返し、移植組織に血管誘導されて十分栄養が行き渡る状態をつくると、1mm程度の厚みをもつ組織であっても自律的に拍動する組織を構築できることを明らかにしています。実際、墨汁を血液に流すと、移植組織全体も黒くなり、移植組織に血管組織がつながった状態であることも明らかになっています(**図5-9**)。

大阪大学の心臓外科医である澤　芳樹教授は、この技術に着目し、共同研究を行いました。そして2007年に補助人工心臓を装着した重症心不全患者さんの同意の下、はじめて細胞シート移植の臨床試験を行いました。心臓の細胞は成人では採取しても増殖しないといわれているため、移植に用いた細胞は骨格筋芽細胞を用いて培養・重層化し、移植を行いました。

骨格筋は随意筋といわれ、不随意筋である心筋とは異なり自律拍動をすることはないのですが、患者さんに移植後、患者さんの心臓

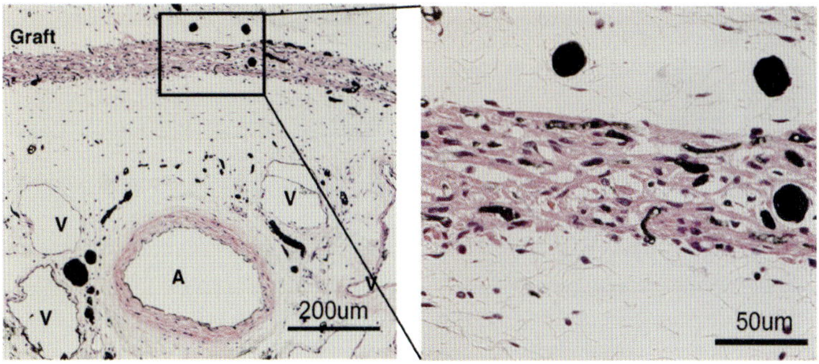

■図5-9　墨汁灌流試験後の心筋移植片のH-E染色像

動物の動脈(A)に墨汁を流すと、移植組織内にも墨汁で染まる部分が存在→移植組織への血管組織の侵入と動物血管との接続の実現

(東京女子医科大学清水達也教授より提供　Polysurgery of cell sheet grafts overcomes diffusion limits to produce thick, vascularized myocardial tissues.Shimizu T, et al., FASEB J. 2006より)

は補助人工心臓が不要になるほど回復し、退院することができました。骨格筋芽細胞は心筋のように拍動することはないものの、骨格筋芽細胞層への血管誘導や、細胞が産生する種々刺激因子などが心筋を刺激して心機能が改善したと考えられています。

これまで５年間で上記の患者さんを含む14名の重症心不全患者さんへの臨床試験を行い、そのうち2/3は補助人工心臓が不要になったそうです。さらに移植手術を受けたすべての患者さんは病院を退院するまでに回復したそうです。

この方法が一般化すれば、多くの重症心不全患者さんにとって優れた治療法になる可能性があります。

③ その他の応用

岡野教授が見いだした細胞シートによる組織再生工学は、さまざまな組織の再生に適用可能であることが、多くの臨床医との共同研究で明らかになりつつあります。

たとえば、肺治療後の気漏を防ぐ線維芽細胞シートの貼付、食道がん治療後に食道が細くなってしまう問題を解決するために、口腔粘膜上皮細胞シートの貼付を行う方法、などさまざまな組織に対して細胞シート移植が応用できる可能性が示されつつあります（**図5-10**）。

これらが医療現場で通常の治療と同様に用いられるようになるのはそう遠くない未来のことでしょう。

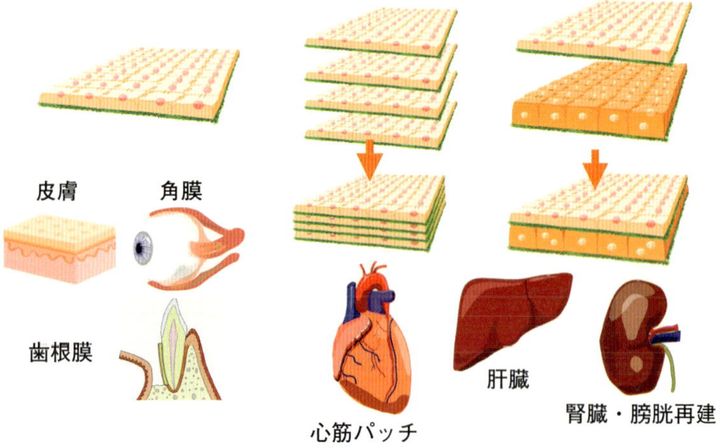

©東京女子医科大学　先端生命医科学研究所

■図5-10　細胞シートを用いた組織の再構築

参考文献

- 大和雅之　「おしゃべりな細胞たち」　講談社（東京）2012
- 岡野光夫　「細胞シートの奇跡」　祥伝社（東京）2012
- 立石哲也・田中順三編著　「図解　再生医療工学」　工業調査会（東京）2004
- 筏　義人　「再生医学―失った体はとりもどせるか」　羊土社（東京）1998
- 才園哲人　「サクッとわかる!再生医療の仕組みと未来」かんき出版　2001
- 八代嘉美　「iPS細胞　世紀の発見が医療を変える」　平凡社新書（東京）2008

東京理科大学　坊っちゃん科学シリーズ3

命を守る材料
～人工血管から再生医療の最先端へ～

執筆者一覧（　　）内は執筆項目。

基礎工学部材料工学科　教授　菊池明彦
（第１章1、２、４～６節、第２章、第５章）

基礎工学部材料工学科　教授　曽我公平
（第３章１節）

薬学部薬学科　教授　牧野公子
（第４章）

基礎工学部電子応用工学科　准教授　柴建次
（第1章３節、第３章３節）

理学部第一部応用化学科　准教授　大塚英典
（第３章２、４節）

東京理科大学
坊っちゃん科学シリーズ
発刊にあたって

130年以上の歴史と、在学生2万人をこえる理工系総合大学の東京理科大学はすばらしい大学です。

東京理科大学の淵源は、明治14年、東京帝国大学物理学科の卒業生によって「国家の興隆の基礎は、理学の普及発達を図るにあり」との理念と情熱を持って創設された「東京物理学講習所」（2年後に東京物理学校と改称）に遡ります。また、この「理学の普及」を掲げた建学精神は、「科学技術の創成と普及を通じた自然と人と社会の調和的発展への貢献」を掲げる現在の東京理科大学の教育研究理念に脈々と受け継がれています。

さらに、東京理科大学の評判を今も高めている理由については、以下のように言われていることによります。つまり、設立当初より「実力主義」「実学重視」を徹底し、「真の実力を身に付けた者しか卒業させない」として、東京理科大学の卒業生の「質」を保証していることです。また、従来から「理科及び数学教育」を重んじ、「理数系教員の育成輩出」を使命として明確に掲げ、レベルの高い取り組みを行っていること、などです。

中学生や高校生の理科離れが深刻な問題となっていると言われた

こともありますし、大人たちの間でも科学に対する興味が薄らいでいるとの指摘があります。しかし我が国は、資源に乏しく、人材こそが最大の重要な資源です。科学・技術を用いての発展こそがもっとも大事な課題です。

理科好きの若者を増やすことが、今こそ大事なことです。身のまわりの草花を見ても、また、いろいろな動物の行動を見ても少しでも特別な関心をもって注意深く観察してみると、おもしろいことばかりです。

本シリーズは、今までに14冊刊行されてきた「坊っちゃん選書」をリニューアルして新しく刊行するものです。全国の高等学校の図書室などに置いていただきたいと願っています。東京理科大学の先生方に最先端の科学技術を含めて、おもしろく、わかりやすく説明してもらいます。

2012年6月1日

東京理科大学　学長

藤嶋　昭

装丁・ブックデザイン
奥谷 晶
編集協力
菱沼光代
図版作成協力
稲森直嗣(有限会社モゲラ)/林 智彦(有限会社クリエイト・ユー)

東京理科大学 坊っちゃん科学シリーズ3
命を守る材料
~人工血管から再生医療の最先端へ~

2013年4月5日 第一刷発行

編 者 東京理科大学出版センター
著 者 菊池明彦・曽我公平・牧野公子・柴 建次・大塚英典
発行者 川畑慈範
発行所 東京書籍株式会社
東京都北区堀船2-17-1 〒114-8524
03-5390-7531(営業)/03-5390-7455(編集)
URL=http://www.tokyo-shoseki.co.jp
印刷·製本 株式会社リーブルテック

ISBN978-4-487-80693-5 C0340